Medizinische Informatik und Statistik

Herausgeber: S. Koller, P. L. Reichertz und K. Überla

60

Neuere Verfahren der nichtparametrischen Statistik

Tagung, Graz, 23.-27. September 1985

Proceedings

Herausgegeben von Georg Ch. Pflug

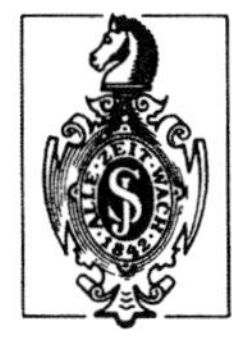

Springer-Verlag
Berlin Heidelberg New York Tokyo

Herausgeber
Georg Ch. Pflug
Mathematisches Institut, Justus-Liebig-Universität
Arndtstraße 2, 6300 Gießen

ISBN-13: 978-3-540-15702-1
e-ISBN-13: 978-3-642-70641-7
DOI:10/1007/978-3-642-70641-7

CIP-Kurztitelaufnahme der Deutschen Bibliothek. Neuere Verfahren der nichtparametrischen Statistik: Tagung, Graz, 23.-27. September 1985; proceedings/hrsg. von Georg Ch. Pflug. – Berlin; Heidelberg; New York; Tokyo: Springer, 1985. (Medizinische Informatik und Statistik; 60)

NE: Pflug, Georg Ch. [Hrsg.]; GT

Druck und Bindearbeiten: Weihert-Druck GmbH, Darmstadt
2145/3140-543210

VORWORT

Dieser Sammelband enthält Beiträge zum Themenkreis "Nichtparametrische Statistik" , die im Rahmen des Biometrischen Seminars 1985 der Internationalen Biometrischen Gesellschaft - Region Österreich - Schweiz (International Biometric Society - ROeS) in Graz präsentiert wurden. Dem Präsidenten der ROeS, Herrn Prof.Dr. V. Scheiber gebührt der aufrichtige Dank für die tatkräftige Unterstützung, die das Zustandekommen dieses Bandes ermöglichte, ebenso wie dem Springer-Verlag für die Aufnahme in die Reihe "Medizinische Informatik und Statistik".

Gießen im Juli 1985 Georg Ch. Pflug

INHALT

EINLEITUNG : KONZEPTE DER NICHTPARAMETRISCHEN STATISTIK

Die Ära der intensiven Beschäftigung mit Verfahren der nichtparametrischen Statistik begann wohl in den fünfziger Jahren mit der Entwicklung von Permutations- und Rangtests. Der damals gebräuchliche Ausdruck "verteilungsfreie Methoden" ist längst dem umfassenderen Begriff "nichtparametrische Methoden" gewichen, die diese Verfahren nicht nur für die vorkommenden Wahrscheinlichkeitsverteilungen, sondern auch für andere Modellkomponenten auf die Annahme einer speziellen parametrischen Gestalt verzichten.

In der <u>parametrischen Statistik</u> ist man daran interessiert, für bestimmte Verteilungsmodelle effiziente (d.h. optimale) Verfahren zu finden. Begriffe wie Bayesschätzer, Maximum Likelihoodprinzip, gleichmäßig bester Test etc. gehören in diese Kategorie. Parametrische Verfahren fanden eine weite Verbreitung in der Anwendung, jedoch erkannte man auch bald ihre Empfindlichkeit auf Verletzung der Modellannahmen. Die daraufhin entwickelten <u>Rangverfahren</u> boten einen Schutz gegen diese Fehlerquelle, da diese Verfahren für eine große Klasse von Modellen gute (wenn auch nicht optimale) Eigenschaften aufweisen. Um ein Rangverfahren anwenden zu können, braucht man kein konkretes Verteilungsmodell. Hat man eine konkrete Modellvorstellung und will man sich bloß gegen kleinere Abweichungen davon schützen, so ist ein <u>robustes Verfahren</u> angebracht. Solche Verfahren sind so konzipiert, daß der Effizienzverlust für kleinere Abweichungen vom Idealmodell in Grenzen gehalten wird. Robuste Verfahren haben einen Bezug auf ein parametrisches Modell, sie sind also i.a. nicht parameterfrei. Dies steht jedoch nicht im Widerspruch dazu, daß Rangverfahren auch oft Robustheitseigenschaften haben. In den letzten Jahren wurden jedoch Verfahren entwickelt, die die Vorteile aller drei genannten

Verfahrensgruppen in sich vereinigen: die adaptiven Verfahren. Adaptive statistische Verfahren verzichten auf spezielle Modellannahmen und können dennoch Optimalitätseigenschaften aufweisen, denn sie stehen unter dem Motto: Hole alle benötigten Informationen aus den Daten selbst !

Was die Güte dieser vier Verfahrensgruppen betrifft, so können wir das Gesagte somit in einer Tabelle zusammenfassen:

	Güte für das Idealmodell	Güte in einer Umgebung des Idealmodells	Güte für andere Modelle
parametr. Verfahren	optimal	möglicherweise schlecht	
Rangverfahren	gut,bzw. asymptotisch optimal	gut	gut
robuste Verfahren	gut	gut	möglicherweise schlecht
adaptive Verfahren	asymptotisch optimal	asymptotisch optimal	asymptotisch optimal

Tabelle 1.

Aus dieser Tabelle darf jedoch nicht der Schluß gezogen werden, daß adaptive Verfahren immer und überall anderen Verfahren vorgezogen werden sollen. Ja es muß darauf hingewiesen werden, daß die Anwendung adaptiver Verfahren in der Praxis oft auf eine Reihe von Schwierigkeiten stößt :

(i) Adaptive Verfahren sind nur asymptotisch, d.h. für große Stichprobenumfänge optimal. Für kleinere Stichproben ist ihr Verhalten noch wenig untersucht. Hier müssen sicherlich noch mehr Erfahrungen gesammelt werden.

(ii) Adaptive Verfahren sind aufwendiger (manchmal sehr erheblich).

(iii) Durch Verlagerung der Modellkonzeption auf die Datenexplosion besteht die Gefahr der "Überforderung" der Daten.

(iv) Die Interpretation parameterfreier Modelle ist weitaus schwieriger als parametrischer.

(v) Die Verfahren sind kaum in Programmpaketen implementiert.

Die Frage, welche Vorgangsweise die für ein Problem adäquat ist, wird nicht durch Modernität eines Verfahrens, sondern ausschließlich dadurch bestimmt, wie verläßlich der Experimentator über die Modellvoraussetzungen Bescheid weiß. Parametrische Verfahren sind nicht "out", sie sind aber nur dann angebracht, falls keine Zweifel über das Modell bestehen. Der Grad der Gewißheit über die Adäquatheit des Modells sollte darüber entscheiden, welche Vorgangsweise der Statistiker wählt. Ein Entscheidungsbaum könnte so aussehen, wie er in Abb. 1 wiedergegeben ist.

Der Begriff adaptive Verfahren umfaßt hier alle Methoden, bei denen aus den Daten selbst Modellinformationen geholt werden um mit deren Hilfe das optimale Verfahren auswählen zu können. Die adaptive Verfahren basieren also auf Verfahren der datengestützten Modellspezifikation, wie sie in Tabelle 2. aufgezählt sind.
Die Bootstrap-Methode (Efron, Ann. Statist. Vol. 7, 1-26 (1979)) soll als relativ neues Verfahren hier noch näher kommentiert werden. Das allgemeine Prinzip ist hierbei, daß alle benötigten Verteilungsfunktionen, so sie unbekannt sind, durch die empirische Verteilungsfunktion aus den Daten ersetzt werden. Leider ist dieses Prinzip nicht immer zielführend (die Bootstrap-Methode kann auch versagen), wo sie jedoch funktioniert, stellt sie eine neue wichtige nichtparametrische Methode dar. Allerdings ist der Rechenaufwand für Bootstrap-Verfahren erheblich. Wenn beispielsweise die Verteilung eines Schätzwertes mit Hilfe der Bootstrap-Methode berechnet werden soll, so geschieht dies durch eine Monte-Carlo Simulation, wobei die beobachteten empirischen Häufigkeiten verwendet werden.

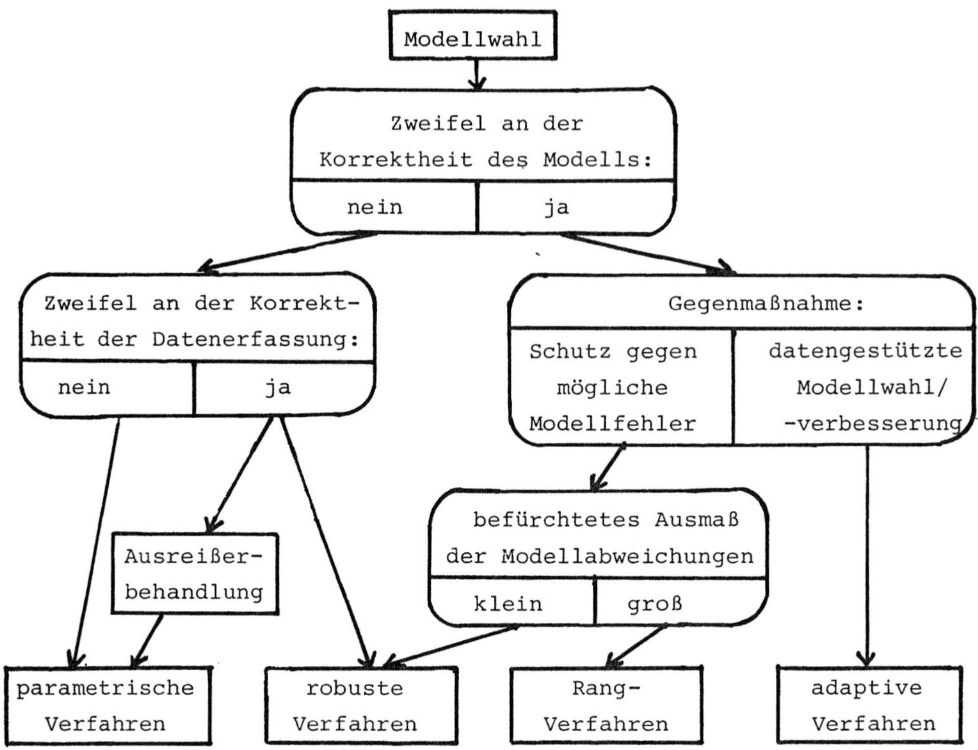

Abbildung 1.

Verfahren der datengestützten Modellspezifikation	
interessierende Modellkomponente	nichtparametrisches Verfahren
Modellstruktur insgesamt	explorative Datenanalyse (EDA)
Modellverteilungen	Dichteschätzung
Regressionsfunktionen	nichtparametr. Regression
Bias und Varianz von Schätzfunktionen	Jackknife-Methode
Verteilung von Schätzern und Teststatistiken	Bootstrap-Methode

Tabelle 2.

In diesem Band sind einige Beiträge zu modernen Verfahren der nichtparametrischen Statistik enthalten:
H.Büning beschreibt die Verwendung von nichtpapametrischen Klassifikationsmaßen zur datengestützten qualitaliven Modellspezifikation. Basierend auf diesen Selektormaßen wird der adäquate Rangtest adaptiv ausgewählt.
G.Hommel beschreibt die Verwendung von Rangtests für multiple Testsituationen (alle Paarvergleiche) und das Prinzip des Abschlußtests.
J.Hüsler stellt in seinem Beitrag die unterschiedlichen Konzepte der Ausreißerbereinigung,Robustheit und der adaptiven Verfahren vergleichend dar.
Spezielle Verfahren der nichtparametrischen Modellspezifikation, nämlich nichtparametrische Regressionsverfahren werden in den Artikeln von M.Jørgensen und H.G. Müller behandelt.Die erstere Arbeit enthält auch einen Vergleich der parametrischen mit der nichtparametrischen Vorgangsweise.
Schließlich behandelt W.Grossmann in seinem Beitrag die Verwendung von nichtparametrischen Kurvenschätzern zur Diskriminanz- und Klassifikationsanalyse von Verlaufskurven.

Georg Ch. Pflug
Math. Inst.-JLU Giessen
Arndtstraße 2
D-6300 Giessen

ADAPTIVE VERTEILUNGSFREIE TESTS - NICHTPARAMETRISCHE MASSE ZUR KLASSIFIZIERUNG VON VERTEILUNGEN

H. Büning

1. Adaptive verteilungsfreie Tests

1.1 Einführung

Betrachten wir vorab drei Datensätze jeweils für den Fall zweier unabhängiger Stichproben. Beispiel 1 ist dem Buch von Immich (1974) und die Beispiele 2 und 3 sind dem von Daniel (1978) entnommen.

Beispiel 1:

39 weiße Neuseelandkaninchen im Alter von 50 Tagen wurden in eine Testgruppe (m= 22) und eine Kontrollgruppe (n= 17) geteilt. Die Kaninchen der Testgruppe erhielten eine bestimmte Dosis Nikotinbase mit dem Trinkwasser; die Dosis wurde dem steigenden Durchschnittsgewicht der Kaninchen angepaßt. Nach 700 Tagen wurden die Kaninchen getötet und seziert. Dabei wurden unter anderen Organen auch die Aorten entnommen. Die Untersucher wollten den Calcium-Gehalt in der Aorta bei der Test- und bei der Kontrollgruppe miteinander vergleichen. Bei Versuchsende lebten nur noch 33 Kaninchen. Bei diesen wurden folgende Werte (in mg Ca/100g Aorta) beobachtet:

Kontrollgruppe:	2,9	3,4	5,1	5,4	5,8	6,7	7,4	7,5	
	9,3	9,8	10,7	12,0	14,3	16,1	19,8		
Testgruppe:	5,6	5,7	6,2	6,5	6,6	8,7	14,1	14,4	14,6
	15,9	19,2	20,9	28,5	29,5	36,6	39,0	42,5	45,5

Beispiel 2:

Stroke-index values, milliliters, for patients admitted to the myocardialinfarction research unit of a university hospital

Diagnosis

Anterior transmural infarction and anterior necrosis (X)				Inferior transmural infarction and inferior necrosis (Y)	
25	13	9	46	31	43
25	30	17	20	21	42
17	20	37	25	38	30
26	23	20	17	19	20
18	26	11	36	38	29
30	12	32	54	41	13
24	20	16	8	68	32
21	37	31	26	28	30

Source: Richard O. Russel, Jr., David Hunt, and Charles E. Rackley. "Left Ventricular Hemodynamics in Anterior and Inferior Myocardial Infarction". Am. J. Cardiol., 32 (1973), 8-16.

Beispiel 3:

Garrod et al. measured the nicotine metabolities, cotinine, and nicotine-1'-N-oxide, in 24-hour urine collections from normal healthy male cigarette smokers and cigerette smokers with cancer of the urinary bladder. Table 3.44 shows the ratio of continine to nicotine-1'-N-oxide in the two groups of subjects.

Table 3.44 Ratio of continine to nicotine-1'-N-oxide in two groups of subjects

Patients with cancer of the urinary bladder

5.0	8.3	6.7	3.0	2.5	12.5	2.4	5.5	5.2	21.3	5.1	1.6
2.1	4.6	3.2	2.2	7.0	3.3	6.7	11.1	3.4	5.9	27.4	

Control subjects

2.3	1.9	3.6	2.5	0.75	2.5	2.1	1.1	2.3	2.2	3.5	1.8
2.3	1.4	2.1	2.0	2.3	2.4	3.6	2.6	1.5			

Source: J.W. Garrod, P. Jenner, G.R. Keysell, and B.R. Mikhael,"Oxidative Metabolism of Nicotine by Cigarette Smokers with Cancer of the Urinary Bladder", J. Nat. Cancer Inst., 52 (1974), 1421-1424.

Das Testproblem für alle drei Beispiele kann wie folgt beschrieben werden: Es seien $X_1,\dots,X_m$ (1. Stichprobe) und $Y_1,\dots,Y_n$ (2. Stichprobe) unabhängige Stichprobenvariablen mit stetiger Verteilungsfunktion F bzw. G. Zu testen ist die Hypothese $H_o: F(z) = G(z)$ für alle $z \in \mathbb{R}$. Welchen Test bzw. welche (verschiedenen) Tests sollen wir nun in den Beispielen 1, 2 und 3 zur Überprüfung obiger Hypothese anwenden? Bezüglich Lagealternativen ist unter Annahme einer Normalverteilung für F und G mit $\sigma_X = \sigma_Y$ der t-Test das optimale Verfahren. Doch sind die Daten in den zitierten Beispielen normalverteilt? Gilt dies als nicht gesichert, so ist einem Rangtest der Vorzug zu geben. Aber welchem? Es gibt eine Fülle von Rangtests für Lagealternativen. Gesucht ist dann ein solcher mit möglichst hoher Güte; die wiederum hängt von der zugrundeliegenden Verteilung ab. Aus der Theorie (lokal) optimaler Rangtests und aus Untersuchungen über die finite und asymptotische relative Effizienz wissen wir z.B., daß der Wilcoxon-Test bester Test bei Annahme einer logistischen Verteilung ist und hohe Effizienz für Verteilungen mit mittleren bis starken Tails hat, während der Median-Test lokal optimal für die Doppelexponentialverteilung ist. Doch wie reagieren diese Tests z.B. auf (u.U. große) Asymmetrie in den Daten?

Im allgemeinen haben wir keine Vorinformation über den zugrundeliegenden Verteilungstyp, sondern sind einzig und allein auf die vorliegenden Stichproben angewiesen. So liegt es nahe, vorab einen Blick auf die Daten zu werfen, um mit deren Hilfe einen geeigneten Test auszuwählen (1. Stufe) und dann diesen Test durchzuführen (2. Stufe). Dabei ist jedoch prinzipiell Vorsicht geboten: Ein solcher zweistufig adaptiver Test hält nicht unbedingt das vorgegebene Testniveau α ein! Beschränken wir uns aber auf Rangtests und wählen als Selektor-Statistik zur Entscheidung für einen bestimmten Rangtest eine Funktion der der Größe nach geordneten Stichprobenvariablen, so hält dieser adaptive Test das Niveau α ein. Das folgt sofort aus den beiden nachstehenden Sätzen.

1.2 Zwei grundlegende Sätze

Satz 1:

Seien $W_1,\dots,W_N$ unabhängige und identisch verteilte, stetige Zufallsvariablen und $R_1,\dots,R_N$ die zugehörigen Ränge, d.h. Rang $(W_j) = R_j$, $j=1,\dots,N$; es bezeichne $W_{(1)},\dots,W_{(N)}$ die geordnete Statistik von $W_1,\dots,W_N$. Dann gilt: $R = (R_1,\dots,R_N)$ und $W_{(\,)} = (W_{(1)},\dots,W_{(N)})$ sind unabhängig.

BEWEIS: Siehe Hájek und Šidák (1967).

<u>Satz 2:</u>

(i) Bezüglich einer Klasse $\mathcal{F}$ von Verteilungsfunktionen gebe es k unter H_o verteilungsfreie Tests basierend auf den Statistiken $T_1,\ldots,T_k$, d.h.:
$P_{H_o}(T_i \in C_i | F) = \alpha$ für alle $F \in \mathcal{F}$ und $i=1,\ldots,k$.

(ii) Sei S eine Statistik, die unter H_o unabhängig von $T_1,\ldots,T_k$ ist für alle $F \in \mathcal{F}$, und sei M_S die Menge aller S-Werte mit folgender Zerlegung:
$M_S = D_1 \cup \ldots \cup D_k$, $D_i \cap D_j = \emptyset$ für $i \neq j$, so daß $S \in D_i$ bedeutet, den Test basierend auf T_i anzuwenden, $i=1,\ldots,k$.

Die Gesamttestprozedur ist somit wie folgt definiert:
Ist $S \in D_i$, so wende T_i an und lehne H_o ab, falls $T_i \in C_i$.

Dann gilt:
Dieser zweistufig adaptive Test ist verteilungsfrei über $\mathcal{F}$, d.h. er hält das Niveau α ein für alle $F \in \mathcal{F}$.

<u>BEWEIS:</u> Siehe Büning (1983).

Wählen wir im Sinne von (i) des Satzes 2 $\mathcal{F}$ als Klasse aller <u>stetigen</u> Verteilungsfunktionen F und im Sinne von (ii) die Selektor-Statistik S als Funktion der geordneten Statistik der Beobachtungen, dann erfüllen <u>Rangstatistiken</u> $T_1,\ldots,T_k$ für das Ein-, Zwei-, c-Stichproben-Problem u.a. die Voraussetzungen von Satz 2, da zum einen $T_1,\ldots,T_k$ für stetiges F unter H_o verteilungsfrei und zum anderen nach Satz 1 unabhängig von S sind. Ein solcher zweistufig adaptiver Test hält also das Niveau α ein.

Die Auswahl einer geeigneten Statistik S nach (ii), die unter H_o unabhängig von Teststatistiken $T_1,\ldots,T_k$ ist, kann natürlich auch für parametrische Tests angegeben werden - man denke nur an die Stichproben-Kurtosis als Wahl für S und den t-Test - , das "Scheitern" von Satz 2 für solche Tests liegt aber darin begründet, daß im Sinne von (i) keine Klasse $\mathcal{F}$ von Verteilungen F angegeben werden kann, bezüglich der die "konkurrierenden" parametrischen Statistiken $T_1,\ldots,T_k$ verteilungsfrei sind; das Niveau α dieser Tests hängt entscheidend von der Wahl von F ab.

Im Zusammenhang mit dem Konzept adaptiver verteilungsfreier Tests, das von Hogg (1974) begründet wurde, stellen sich vorrangig drei Fragen:

1. Welche Gestalt soll die Selektor-Statistik S haben?

2. Wie sind die disjunkten Bereiche $D_1,\ldots,D_k$ in der Zerlegung von M_S festzulegen; wie groß soll k dabei sein?

3. Welche k Rangtests sind auszuwählen?

Der folgende - hier leicht modifizierte - Vorschlag stammt von Hogg u.a. (1975) und bezieht sich auf das Zweistichproben-Problem.

1.3 Hogg's Schema

Als Selektor-Statistik S wird $S = (\hat{Q}_1,\hat{Q}_2)$ gewählt, wobei $\hat{Q}_1$ und $\hat{Q}_2$ Maße für Schiefe bzw. Tails von Verteilungen sind:

Schiefe: $$\hat{Q}_1 = \frac{\bar{U}_{0.05} - \bar{M}_{0.50}}{\bar{M}_{0.50} - \bar{L}_{0.05}} ;$$

Tails: $$\hat{Q}_2 = \frac{\bar{U}_{0.05} - \bar{L}_{0.05}}{\bar{U}_{0.50} - \bar{L}_{0.50}} , \text{ worin}$$

$\bar{U}_\alpha$ ($\bar{M}_\alpha$ und $\bar{L}_\alpha$) den Durchschnitt der αN, $N = m + n$, größten (mittleren bzw. kleinsten) Werte aus der kombinierten, geordneten Stichprobe $W_{(1)},\ldots,W_{(N)}$ von $X_1,\ldots,X_m$, $Y_1,\ldots,Y_n$ bezeichnet. Für den Fall $\alpha N \notin \mathbb{N}$ gehen entsprechende Anteile von $W_{(i)}$ in die Berechnung von $\bar{U}_\alpha$, $\bar{M}_\alpha$ und $\bar{L}_\alpha$ ein.

Es gilt: $\hat{Q}_1 \geq 0$, $\hat{Q}_1 = 1$ für symmetrische Verteilungen, $\hat{Q}_1 < 1$ für linksschiefe und $\hat{Q}_1 > 1$ für rechtsschiefe Verteilungen. Weiterhin gilt: $\hat{Q}_2 \geq 1$; große Werte von $\hat{Q}_2$ deuten auf starke Tails der zugrundeliegenden Verteilung hin.

Beispiel 1:

Die kombinierte, geordnete Stichprobe lautet $(N = 15 + 18 = 33)$:

2.9	3.4	5.1	5.4	5.6	5.7	5.8	6.2	6.5	6.6
6.7	7.4	7.5	8.7	9.3	9.8	10.7	12.0	14.1	14.3
14.4	14.6	15.9	16.1	19.2	19.8	20.9	28.5	29.5	36.6
39.0	42.5	45.5							

Es ist für

$$\alpha = 0.05 : \alpha N = 1.65$$
$$\alpha = 0.50 : \alpha N = 16.5$$

und damit:

$$\bar{U}_{0.05} = \frac{45.5 + 0.65 \cdot 42.5}{1.65} = 44.32$$
$$\bar{L}_{0.05} = 3.10$$
$$\bar{U}_{0.50} = 23.53$$
$$\bar{L}_{0.50} = 6.54 .$$

$\bar{M}_{0.50}$ ist gleich dem α = 25%-getrimmten Mittel ($0.25 \cdot 33 = 8.25$), das heißt

$$\bar{M}_{0.50} = \frac{0.75 \cdot 6.5 + 6.6 + \ldots + 16.1 + 0.75 \cdot 19.2}{16.5} = 11.36 .$$

Es ergibt sich:

$$\hat{Q}_1 = 3.99 , \hat{Q}_2 = 2.43 ;$$

analog für Beispiel 2:

$$\hat{Q}_1 = 1.98 , \hat{Q}_2 = 2.78 ;$$

und für Beispiel 3:

$$\hat{Q}_1 = 9.78 , \hat{Q}_2 = 4.29 .$$

Welchen Aussagewert diese Zahlen bezüglich Stärke der Asymmetrie und Tails haben, das läßt sich erst durch einen Vergleich mit den entsprechenden theoretischen Maßen einiger ausgewählter Verteilungen feststellen; darauf kommen wir noch zurück.

Über die oben definierte Selektor-Statistik $S = (\hat{Q}_1, \hat{Q}_2)$ kann nun im Sinne von (ii) des Satzes 2 die Menge M_S in k disjunkte Bereiche $D_1, \ldots, D_k$ zerlegt werden. Dazu betrachten wir das Schema von Hogg u.a. (1975) mit $k = 4$, das hier bezüglich der Festlegung des Bereichs D_3 "sehr starke Tails" modifiziert ist: $\hat{Q}_2 \geq 4$ statt $\hat{Q}_2 \geq 7$. Diese Änderung basiert auf Ergebnissen von Simulationsstudien und Vergleichen mit theoretischen Q_2-Werten von Verteilungen, die starke Tails haben (siehe Abschnitt 2.2).

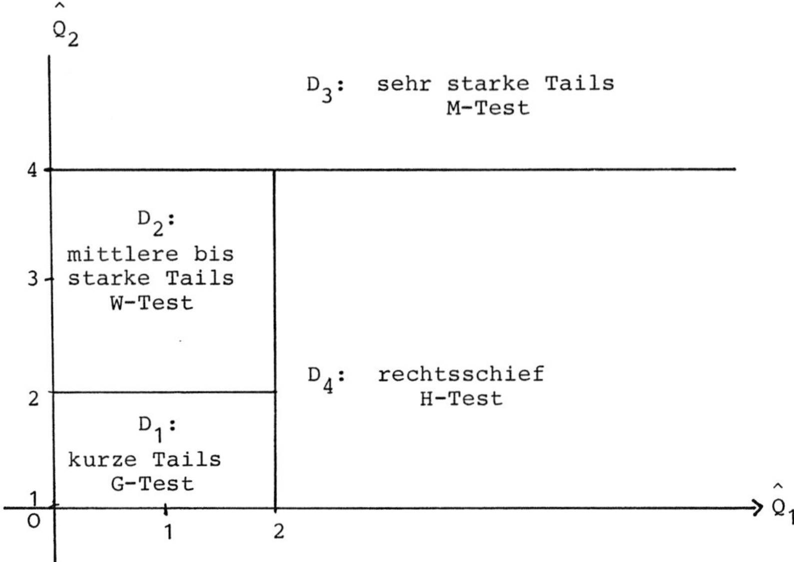

Abbildung 1: Hogg's Schema (modifiziert)

Die den einzelnen Bereichen $D_1,\ldots,D_4$ zugeordneten vier Tests sind der Gastwirth-Test (G-Test), der Wilcoxon-Test (W-Test), der Median-Test (M-Test) und der Hogg-Test (H-Test), die alle auf linearen Rangstatistiken basieren, siehe Büning (1983). Die Auswahl dieser vier Tests für die angegebenen Bereiche erfolgte unter Berücksichtigung der Theorie lokal optimaler Rangtests und von Effizienz-Untersuchungen bezüglich Verteilungen mit unterschiedlicher Stärke der Tails und Asymmetrie.

Der zweistufig adaptive Test wird nun wie folgt durchgeführt:

1. Stufe: Berechnung von $S = (\hat{Q}_1, \hat{Q}_2)$ und Auswahl des zum entsprechenden Bereich gehörenden Tests,

2. Stufe: Durchführung des Tests und Entscheidung für oder gegen H_o.

Ein solcher adaptiver verteilungsfreier Test hat z.T. deutlich höhere Güte als jeder der vier angegebenen Tests, die ja jeweils nur für einen bestimmten Bereich "optimal" sind, siehe dazu Büning (1983) und Hogg u.a. (1975).

Kehren wir zu der in Abschnitt 1.1 gestellten Frage zurück: Welcher bzw. welche Rangtests sind in den Beispielen 1, 2 und 3 zur Überprüfung der Gleichheit der Verteilungen F, G auszuwählen? Nach dem obigen Schema ergibt sich für

Beispiel 1:

$S = (3.99, 2.43) \in D_4$, d.h. Anwendung des H-Tests,

Beispiel 2:

$S = (1.98, 2.78) \in D_2$, d.h. Anwendung des W-Tests,

Beispiel 3:

$S = (9.78, 4.29) \in D_3$, d.h. Anwendung des M-Tests.

Für jedes der drei Beispiele ist also ein anderer Rangtest zu wählen; nur in einem Fall (Beispiel 2) ist der W-Test der geeignete Test. Der parametrische t-Test scheidet wegen starker Asymmetrie der Daten - zumindest was die Beispiele 1 und 3 betrifft - von vornherein aus.

Die Frage, ob vier oder mehr als vier Bereiche D_i festzulegen sind - k sollte allerdings nicht größer als sechs sein, siehe dazu Büning (1983) - und ob für diese Bereiche nicht auch andere (bessere?) Rangtests als die hier angegebenen zu finden sind, ist von untergeordneter Bedeutung gegenüber der prinzipiellen Frage, ob $S = (\hat{Q}_1, \hat{Q}_2)$ die geeignete Selektor-Statistik zur Klassifizierung von Verteilungen ist, weil S auch entscheidend Einfluß auf die Abgrenzung der Bereiche D_i untereinander nimmt. Mit anderen Worten: Sind $\hat{Q}_1, \hat{Q}_2$ geeignete Maße für Schiefe bzw. Tails, mehr noch: Reichen diese beiden Maße überhaupt zur Klassifizierung aller Verteilungen aus? Dieser grundsätzlichen Frage wollen wir im nächsten Abschnitt nachgehen, indem wir eine Reihe von theoretischen Maßen von Verteilungen untersuchen.

2. Nichtparametrische Maße zur Klassifizierung von Verteilungen

2.1 Definition und Interpretation der Maße

Im folgenden wollen wir drei Gruppen I, II, III von Maßen - wir nennen sie Sekundärmaße - betrachten, die sich mehr auf die Gestalt der Verteilung (Schiefe, Tails u.a.) beziehen. Lage- und Skalen-Maße - wir nennen sie Primärmaße - sollen hier unberücksichtigt bleiben; sie sind gebräuchlicher, weil sie eine klare Interpretation zulassen.

Die (klassischen) Maße in I können als parametrische Maße und die in II (nach Hogg) und III als nichtparametrische Maße aufgefaßt werden; besondere Betonung liegt hier auf den letztgenannten Maßen.

I. (über Momente)

Schiefe: $\beta_1 = \frac{\mu_3}{\sigma^3}$

Kurtosis: $\beta_2 = \frac{\mu_4}{\sigma^4}$

II. (über Mittelwerte)

Sei $\mu(x_a, x_b) := \frac{1}{b-a} \int_{x_a}^{x_b} x f(x)\, dx$, $0 \le a < b \le 1$; dabei bezeichne x_p das p-Quantil der (stetigen) Verteilungsfunktion F mit der Dichte f. Folgende "Mittelwerte zwischen zwei p-Quantilen" werden definiert:

$$L_{0.05} := \mu(-\infty, x_{0.05})$$
$$B_{0.15} := \mu(x_{0.05}, x_{0.20})$$
$$C_{0.30} := \mu(x_{0.20}, x_{0.50})$$
$$D_{0.30} := \mu(x_{0.50}, x_{0.80})$$
$$E_{0.15} := \mu(x_{0.80}, x_{0.95})$$
$$U_{0.05} := \mu(x_{0.95}, \infty)$$
$$L_{0.50} := \mu(-\infty, x_{0.50})$$
$$M_{0.50} := \mu(x_{0.25}, x_{0.75})$$
$$U_{0.50} := \mu(x_{0.50}, \infty) .$$

In Analogie zu den empirischen Maßen von Hogg (1982) werden folgende theoretischen Maße angegeben für:

Schiefe: $Q_1 = \frac{U_{0.05} - M_{0.50}}{M_{0.50} - L_{0.05}}$

$$H_1 = \frac{U_{0.05} - D_{0.30}}{C_{0.30} - L_{0.05}}$$

Tails: (F symmetrisch) $Q_2 = \frac{U_{0.05} - L_{0.05}}{U_{0.50} - L_{0.50}}$

$$H_3 = \frac{U_{0.05} - L_{0.05}}{E_{0.15} - B_{0.15}}$$

Tails: (F rechtsschief) $H_4 = \frac{C_{0.30} - L_{0.05}}{E_{0.15} - B_{0.15}}$

Tails: (F linksschief) $H_5 = \frac{U_{0.05} - D_{0.30}}{E_{0.15} - B_{0.15}}$

Peakedness: $H_2 = \frac{E_{0.15} - B_{0.15}}{D_{0.30} - C_{0.30}}$.

Im Unterschied zu den Tails-Maßen drückt der Nenner des Peakedness-Maßes H_2 eine stärkere Konzentration um den Median der Verteilung aus. Es gilt: Q_1, $H_1 \geq 0$, $Q_1 = H_1 = 1$ für symmetrische Verteilungen, Q_1, $H_1 < 1$ für linksschiefe, Q_1, $H_1 > 1$ für rechtsschiefe Verteilungen und weiterhin: $Q_2, H_3, H_4, H_5, H_2 \geq 1$; je größer diese Werte, desto stärker die Tails bzw. die Peakedness.

III. (über p-Quantile)

Schiefe: $M_1 = \frac{x_{0.975} - x_{0.50}}{x_{0.50} - x_{0.025}}$

$b_1 = \frac{x_{0.75} + x_{0.25} - 2x_{0.5}}{x_{0.75} - x_{0.25}}$ (Bowley (1920))

Tails: (F symmetrisch) $M_2 = \frac{x_{0.975} - x_{0.025}}{x_{0.875} - x_{0.125}}$

Tails: (F rechtsschief) $M_3 = \frac{x_{0.35} - x_{0.025}}{x_{0.875} - x_{0.125}}$

Tails: (F linksschief) $M_4 = \frac{x_{0.975} - x_{0.65}}{x_{0.875} - x_{0.125}}$

Peakedness: $M_5 = \frac{x_{0.875} - x_{0.125}}{x_{0.65} - x_{0.35}}$

$mt_p(f) = 1 - p/A_p(f)$ (Horn (1983))

mit $A_p(f) = f(0) \cdot x_{p+0.5}, \; p < 0.5$

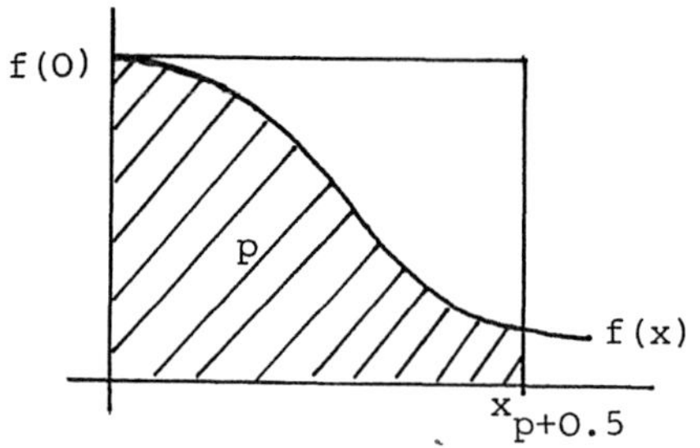

Abbildung 2: Horns Peakedness Maß

Hinsichtlich der Größe der Werte von $M_1,\ldots,M_5$ gelten analoge Aussagen wie die zu den entsprechenden Maßen in II; b_1 und $mt_p(f)$ sind "normierte" Maße, wobei gilt: $|b_1|\leq 1$, $0\leq mt_p(f)\leq 1$. Weiterhin ist $b_1 = 0$ für symmetrische Verteilungen, $b_1 < 0$ für linksschiefe und $b_1 > 0$ für rechtsschiefe Verteilungen. Je größer $mt_p(f)$, desto stärker ist der "Peak" der zugehörigen Dichte.

Alle in I, II und III angegebene Maße haben eine wichtige Eigenschaft: Sie sind lage- und skaleninvariant. Falls die zugrundeliegende Verteilung keine endlichen Momente hat (z.B. die Cauchy-Verteilung), existieren die beiden Maße in I nicht; das gilt auch für die Maße in II, die auf L_α und U_α basieren ($\alpha = 0.05;\ 0.50$). Zudem reagieren die den Tails-Maßen in II entsprechenden empirischen Maße empfindlich auf Ausreißer. Insoweit spricht alles für die Benutzung der "robusten" Maße in III, weil sie zudem leichter zu berechnen und besser zu interpretieren sind - zumindest im Vergleich zur Kurtosis β_2, wie wir noch sehen werden. Nicht zuletzt haben die Maße in III eine weitere wichtige Eigenschaft: Sie sind alle asymptotisch normalverteilt, siehe z.B. Serfling (1980) und Handl (1985a).

2.2 Ausgewählte Maße und Verteilungen

Im folgenden wollen wir für eine Reihe von Verteilungen (zunächst) für symmetrische) die Werte einiger ausgewählter Maße aus I bis III angeben:

	KURTOSIS	TAILS		PEAKEDNESS			
F symmetrisch um 0	$\beta_2 = \frac{\mu_4}{\sigma^4}$	$Q_2 = \frac{U_{0.05} - L_{0.05}}{U_{0.5} - L_{0.5}}$	$M_2 = \frac{x_{0.975} - x_{0.025}}{x_{0.875} - x_{0.125}}$	$M_3 = \frac{x_{0.875} - x_{0.125}}{x_{0.65} - x_{0.35}}$	$H_2 = \frac{E_{0.15} - B_{0.15}}{D_{0.3} - C_{0.3}}$	$mt_p(f)$ p = 0.05	$mt_p(f)$ p = 0.1
Rechteck	1.800	1.900	1.297	2.500	2.500	0	0
Dreieck	2.400	2.367	1.553	3.061	2.998	0.026	0.053
Normal	3.000	2.585	1.704	2.985	2.972	0.003	0.011
Logistische	4.200	2.864	1.883	3.143	3.133	0.004	0.014
t(6)	6.000	2.950	1.922	3.149	3.143	0.003	0.013
Doppelexp.	6.000	3.302	2.161	3.887	3.737	0.051	0.104
t(3)	-	3.508	2.237	3.354	3.362	0.004	0.017
t(2)	-	4.328	2.683	3.606	3.641	0.005	0.020
Cauchy	-	-	5.263	4.733	4.982	0.008	0.033
CN(0.02;2)*)	3.471	2.636	1.723	2.994	2.983	0.003	0.011
CN(0.02;5)	18.462	2.973	1.768	3.008	2.999	0.003	0.011
CN(0.05;2)	3.970	2.706	1.753	3.008	2.998	0.003	0.011
CN(0.05;5)	19.960	3.439	1.915	3.045	3.045	0.003	0.011
CN(0.10;2)	4.440	2.801	1.807	3.032	3.026	0.003	0.011
CN(0.10;5)	16.453	3.986	2.606	3.119	3.144	0.003	0.012

*) $CN(\varepsilon;\sigma) := (1-\varepsilon)N(0,1) + \varepsilon N(0,\sigma)$

$\beta_2(\varepsilon,\sigma) = \text{Max für } \varepsilon = \frac{1}{1+\sigma^2} \Longrightarrow \beta_2(\sigma^2) = \frac{3(1+\sigma^2)^2}{4\sigma^2}$

Tabelle 1: Symmetrische Verteilungen

Ohne im Detail die Werte in der Tabelle interpretieren zu wollen, sollen doch folgende Punkte herausgestellt werden:

1. Die Tails-Maße Q_2, M_2 induzieren dieselbe Ordnung (Symbol "$<_T$") in den Verteilungen: Rechteck $<_T$ Dreieck $<_T \dots <_T$ Cauchy, dasselbe gilt für die Gruppe der skalenkontaminierten Normalverteilung CN bei festem ε oder festem σ. Dies trifft jedoch nicht auf die Kurtosis β_2 zu, die für die t-Verteilung mit 6 FG denselben Wert 6 hat wie für die Doppelexponentialverteilung und die bei der CN mit festem $\sigma = 2$ ein Maximum für $\varepsilon = 0.2$ und mit festem $\sigma = 5$ ein Maximum für $\varepsilon = 1/26$ annimmt. Zudem ist $\beta_2(\varepsilon, 5)$ unverhältnismäßig groß gegenüber dem $\beta_2 = 6$ für t(6) und die Doppelexponentialverteilung, was für die Tails-Maße nicht zutrifft.

2. Die Peakedness-Maße M_3 (oder H_2) und $mt_p(f)$ induzieren <u>nicht</u> dieselbe Ordnung (Symbol "$<_p$") in den Verteilungen. So gilt bezüglich M_3: Doppelexponential $<_p$ Cauchy, aber bezüglich $mt_p(f)$: Cauchy $<_p$ Doppelexponential (mehr als das sechsfache!). Während β_2 bei der CN mit variablen ε, σ sehr große Unterschiede aufweist, nimmt hier das Hornsche Maß $mt_p(f)$ für festes p konstante(!) Werte an; auch bezüglich der anderen Peakedness-Maße M_3 und H_2 treten bei allen CN keine nennenswerten Differenzen auf. Die Dreiecksverteilung mit einem starken "Peak", was deutlicher durch das Hornsche Maß als durch die beiden anderen Maße beim Vergleich mit den übrigen Verteilungen zum Ausdruck kommt (was kann schon einen stärkeren Peak haben als ein Dreieck?), hat einen Kurtosis-Wert $\beta_2 = 2.4$, der kleiner ist als der der Normalverteilung. Auch zwischen dem Tail-Maß M_2 und dem Peakedness-Maß $mt_p(f)$ sind Unterschiede festzustellen. So ist M_2 für die Cauchy-Verteilung deutlich größer als für die Doppelexponentialverteilung, das Umgekehrte gilt bezüglich $mt_p(f)$.

Alles in allem wird zumindest eines deutlich: Kurtosis, Tail-Stärke und Peakedness sind keineswegs synonym; β_2 mißt weder Tail-Stärke noch die Peakedness einer Verteilung, was noch durch folgende beiden Graphiken verdeutlicht werden soll, die den Arbeiten von Johnson u.a. (1980) bzw. Joiner und Rosenblatt (1971) entnommen sind. In beiden Fällen werden Klassen von Verteilungen, alle mit $\beta_2 = 3$ wie bei der Normalverteilung betrachtet, die aber jeweils völlig unterschiedliche Tails und Peakedness haben.

Six Densities Having
$\mu = 0$, $\sigma^2 = 1$, $\beta_1 = 0$, and $\beta_2 = 3$

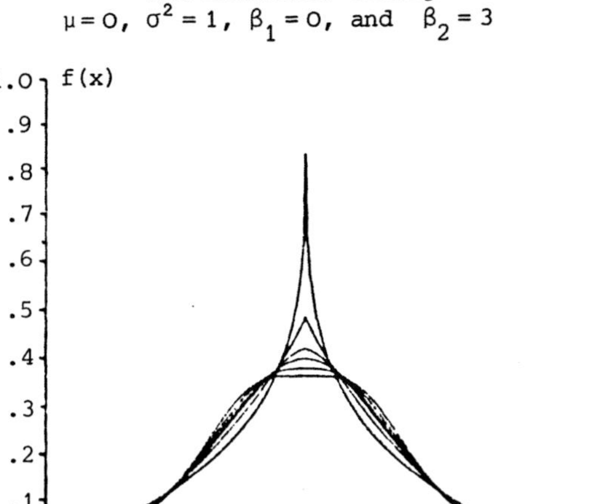

Abbildung 3: Johnson u.a. (1980)

Probability Density Functions of the Two
Lambda Distributions Having $\beta_2 = 3.00$
and Unit Standard Deviation

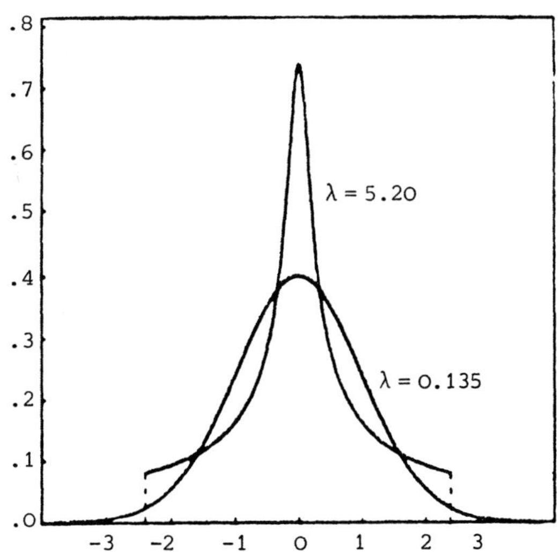

Abbildung 4: Joiner/Rosenblatt (1971)

Zur Frage "Was mißt die Kurtosis β_2?" gibt es eine Reihe von (historischen) Arbeiten, die zu den unterschiedlichsten Ergebnissen kommen: β_2 mißt nicht Peakedness (Kaplanski (1945)), β_2 mißt Tails und Peakedness (Finucan (1964) und Chissom (1970)), β_2 ist ein Maß für unimodale gegen bimodale Verteilungen (Darlington (1970) und Hillebrand (1971)), β_2 mißt nur Tails (Ali (1974)). Wie dem auch sei: Die Kurtosis ist kein geeignetes Maß zur Klassifizierung von Verteilungen, ganz abgesehen davon, daß sie - wie erwähnt - nicht immer existiert, und somit über dieses Maß kein Vergleich zwischen Verteilungen mit nicht existierenden Momenten möglich ist.

Auch Tail-Stärke und Peakedness sind wohl zu unterscheiden. Diese These findet Unterstützung durch eine Arbeit von Hall und Joiner (1982), die eine Reihe von Klassen symmetrischer Verteilungen betrachten: t-Verteilung, λ-Familie, CN u.a., insgesamt 45 verschiedene Verteilungen mit stärkeren Tails als die Normalverteilung. Für jede dieser Verteilungen wird der lokal beste Rangtest betrachtet und dann die A.R.E. (asymptotisch relative Effizienz) dieses Tests bezüglich jeder anderen Verteilung bestimmt. Es ergibt sich somit eine (45,45)-Matrix mit paarweisen A.R.E.'s als Elementen. Als Distanzmaß wird $d = \sqrt{1 - \text{A.R.E.}}$ gewählt: Je größer die A.R.E., desto kleiner die Distanz zwischen beiden Verteilungen. Auf diese Matrix der A.R.E.-Werte wird dann eine multidimensionale Skalierung angewendet. Die Darstellung im $\mathbb{R}^2$ erklärt 99.3% der Varianz, so daß die betrachteten symmetrischen Verteilungen im wesentlichen also durch zwei Dimensionen beschrieben werden können; die eine repräsentiert das Tailverhalten, die andere kann als Peakedness interpretiert werden, siehe dazu auch Handl (1985a). Das hat zur Konsequenz, daß zu den Maßen für Schiefe und Tails im adaptiven Schema (siehe Abschnitt 1.3) noch ein Maß für Peakedness zur vollständigeren Beschreibung und damit zur feineren Klassifizierung der Verteilungen hinzugenommen werden sollte. Die Selektor-Statistik S wäre dann ein Tripel von Maßen für Schiefe, Tails und Peakedness.

Betrachten wir noch einmal die Beispiele 1,2 und 3 aus Abschnitt 1.1 und berechnen das Peakedness-Maß $\hat{H}_2$ analog den Maßen $\hat{Q}_1$, $\hat{Q}_2$ in Abschnitt 1.3. Bei Gegenüberstellung des Tails-Maßes $\hat{Q}_2$ mit $\hat{H}_2$ ergibt sich für:

Beispiel 1: $\hat{Q}_2 = 2.43$ $\hat{H}_2 = 3.46$
Beispiel 2: $\hat{Q}_2 = 2.78$ $\hat{H}_2 = 2.97$
Beispiel 3: $\hat{Q}_2 = 4.29$ $\hat{H}_2 = 3.86$, d.h.

verschiedene Rangordnungen bezüglich der beiden Maße; zudem ist für die Beispiele 1 und 3 der Größenunterschied bei $\hat{Q}_2$ viel stärker als bei $\hat{H}_2$.

Wir wollen noch für einige ausgewählte asymmetrische Verteilungen (χ^2, Lognormal und Weibull) Werte von Schiefe - Tails - und Peakedness-Maßen sowie die Kurtosis angeben. Einige der zugehörigen Dichten sind vorab in den nachstehenden Abbildungen graphisch dargestellt.

Alle drei Schiefe-Maße erzeugen dieselbe Ordnung in den Verteilungen, was bei den hier ausgewählten (rechtsschiefen) Verteilungen natürlich zu erwarten war. Die Tails-Maße Q_2 und H_4 induzieren eine entgegengesetzte Ordnung, wobei das H_4-Maß das geeignetere ist, weil es gerade für rechtsschiefe Verteilungen konzipiert ist. Schiefe und Tails sind natürlich nicht unabhängig voneinander. Die Werte für H_2 unterscheiden sich kaum, wenngleich die einzelnen Verteilungen sehr verschiedene Stärken der Asymmetrie aufweisen. Doch was schon bedeutet Peakedness bei asymmetrischen Verteilungen?

Abschließend seien noch einige Bemerkungen angeführt:

In Abschnitt 2.1 wurden die Vorteile der über p-Quantile x_p definierten Maße herausgestellt. Zur Schätzung von x_p aus n Daten liegen eine Reihe von Vorschlägen vor, von denen in der Praxis häufig der folgende benutzt wird:

$$\hat{x}_p = (1-g)\, x_{(j)} + g\, x_{(j+1)} ,$$

wobei $j = [(n+1)p]$

und $g = (n+1)p - j$ ist.

Die Güte dieses Schätzers hängt natürlich ganz wesentlich von der zugrundeliegenden Verteilung ab. Hinsichtlich eines Effizienz-Vergleichs von $\hat{x}_p$ mit anderen Schätzern sei auf Harrel und Davis (1982) und Handl (1985b) verwiesen.

Die p-Werte bei den p-Quantilen in den Schiefe-Tails- und Peakedness-Maßen aus II und III sind sehr speziell und könnten natürlich durch andere (geeignete) Werte ersetzt werden. Von größerer Bedeutung ist jedoch ein allgemeines Konzept für Schiefe, Tails und Peakedness, das den Zusammenhang zwischen diesen Merkmalen von Verteilungen deutlich macht und darüberhinaus eine eindeutige Ordnung

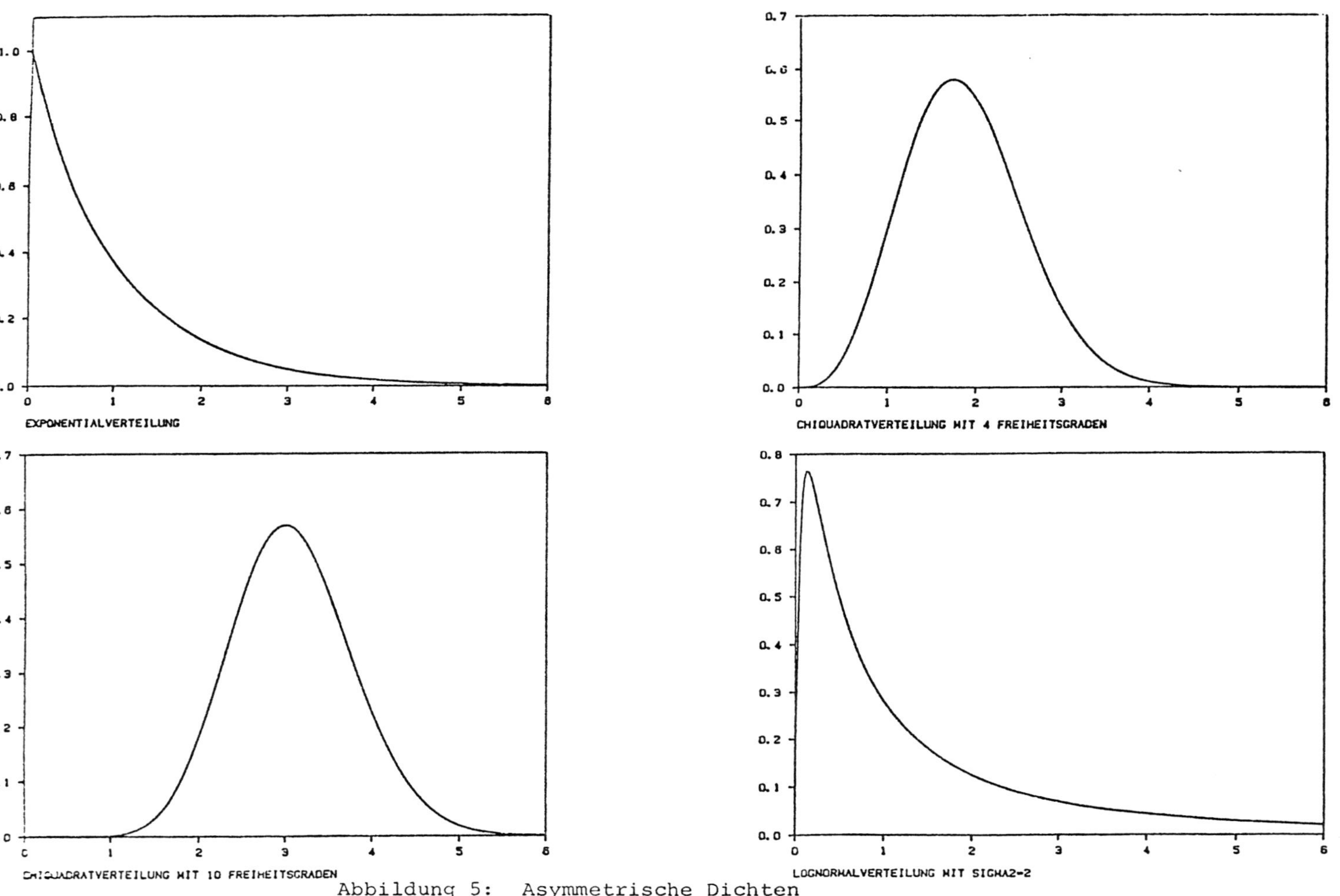

Abbildung 5: Asymmetrische Dichten

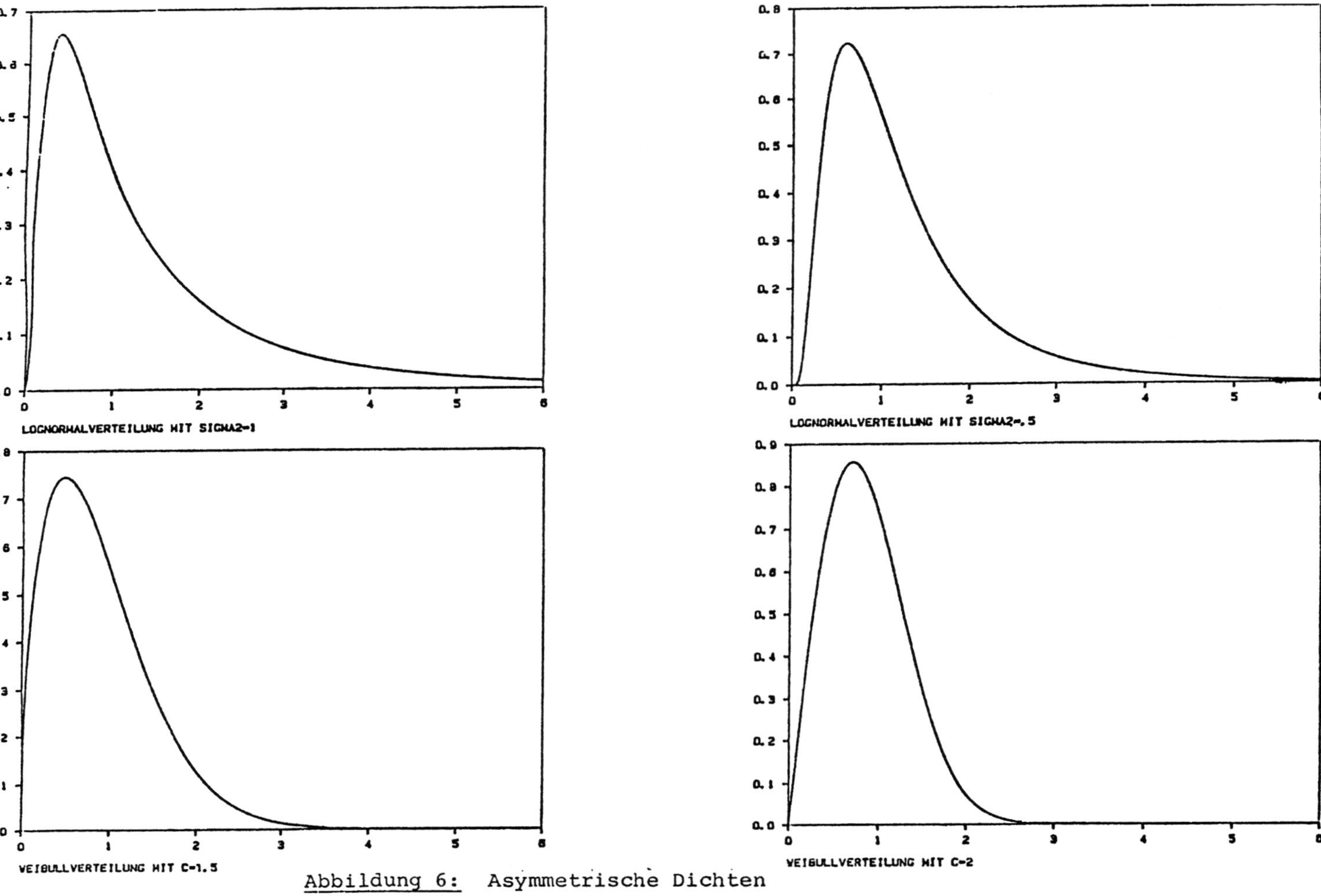

Abbildung 6: Asymmetrische Dichten

	SCHIEFE			KURTOSIS	TAILS		PEAKEDNESS
Verteilung	$\beta_1 = \frac{\mu_3}{\sigma^3}$	$Q_1 = \frac{U_{0.05} - M_{0.5}}{M_{0.5} - L_{0.05}}$	b_1 (Bowley)	$\beta_2 = \frac{\mu_4}{\sigma^4}$	$Q_2 = \frac{U_{0.05} - L_{0.05}}{U_{0.5} - L_{0.5}}$	$H_4 = \frac{C_{0.3} - L_{0.05}}{E_{0.15} - B_{0.15}}$	$H_2 = \frac{E_{0.15} - B_{0.15}}{D_{0.3} - C_{0.3}}$
Exponent.	2.000	4.569	0.262	9.000	2.864	0.206	3.133
$\chi^2(4)$	1.414	2.804	0.172	6.000	2.704	0.328	3.035
$\chi^2(6)$	1.155	2.287	0.137	5.000	2.660	0.391	3.011
$\chi^2(8)$	1.000	2.033	0.117	4.500	2.639	0.430	3.000
$\chi^2(10)$	0.894	1.879	0.104	4.200	2.628	0.457	2.994
$\chi^2(20)$	0.632	1.553	0.072	3.600	2.606	0.527	2.983
LN(0.1)*)	1.007	1.918	0.106	4.856	2.700	0.471	3.035
LN(0.25)	1.750	2.805	0.167	8.898	2.875	0.369	3.127
LN(0.50)	2.939	4.315	0.234	21.507	3.166	0.278	3.283
LN(1)	6.185	7.976	0.325	113.936	3.740	0.184	3.606
LN(2)	23.732	19.356	0.444	3.948.610	4.836	0.101	4.300
W(1.5)**)	1.072	2.368	0.140	4.390	2.555	0.350	2.946
W(2)	0.631	1.660	0.076	3.245	2.480	0.460	2.910

*) $LN(\sigma^2)$ = Lognormalverteilung mit Form-Parameter σ^2

**) W(c) = Weibull-Verteilung mit Form-Parameter c

Tabelle 2: Asymmetrische Verteilungen

der Verteilungen bezüglich jedes einzelnen dieser Maße impliziert. So ist es natürlich völlig unbefriedigend, daß zwei verschiedene Maße für dasselbe Merkmal - wie H_2 und $mt_p(f)$ für die Peakedness in 2.2 - verschiedene Ordnungen der Verteilungen induzieren.

Zur Frage, wann eine Verteilung stärkere Tails als eine andere hat, liegen eine Reihe von Konzepten vor, die in einem Übersichtsartikel von Hettmannsperger und Keenan (1975) angegeben und auf Implikationen geprüft werden. Groeneveld und Meeden (1984) definieren allgemein, wann eine Verteilung mehr rechtsschief (linksschief) als eine andere ist und stellen vier Bedingungen an ein geeignetes Maß für die Schiefe, siehe dazu auch van Zwet (1964) und Oja (1981). Grundlage für den Vergleich zweier Verteilungen F und G bezüglich Schiefe und Tails in den genannten Arbeiten ist die Funktion $\phi(x) = G^{-1}(F(x))$. So hat nach van Zwet (1964) G stärkere Tails als F-Symmetrie der Verteilungen vorausgesetzt - wenn $\phi(x)$ für <u>alle</u> $x > x_o$ konvex ist, wobei x_o der Median ist. Diese (allerdings starke!) Forderung an F,G induziert eine Tail-Ordnung "$F <_T G$" auf der Klasse aller (symmetrischen) Verteilungen, die sich auf die Ordnung der entsprechenden Kurtosis-Werte überträgt: $F <_T G \Longrightarrow \beta_2(F) \leq \beta_2(G)$. Es stellt sich die Frage, inwieweit eine analoge Aussage über den Zusammenhang zwischen dieser Tail-Ordnung und einer - wie auch immer geeignet definierten - Peakedness-Ordnung möglich ist.

LITERATURVERZEICHNIS

Ali, M.M. (1974): Stochastic Ordering and Kurtosis Measure, JASA 69, 543-545.

Bowley, A.L. (1920): Elements of Statistics, New York, Charles Scribner's Sons.

Büning, H., G. Trenkler (1978): Nichtparametrische statistische Methoden, Berlin, DeGruyter.

Büning, H. (1983): Adaptive verteilungsfreie Tests, Statistische Hefte 24, 47-67.

Chissom, B.S. (1970): Interpretation of the Kurtosis Statistic, The American Statistician 24, 19-22.

Daniel, W.W. (1978): Applied Nonparametric Statistics, Boston, Houghton Mifflim Company.

Darlington, R.B. (1970): Is Kurtosis Really Peakedness, The American Statistician 24, 19-22.

Finucan, H.M. (1964): A Note on Kurtosis, JRSS B5, 111-112.

Groeneveld, R.A., G. Meeden (1984): Measuring Skewness and Kurtosis, The Statistician 33, 391-399.

Hall, D.L., B.L. Joiner (1982): Representations of the Space of Distributions Useful in Robust Estimation of Location, Biometrika 69, 55-59.

Hájek, J., Z. Šidák (1967): Theory of Rank Tests, New York, Academic Press.

Handl, A. (1985a): Maße zur Klassifizierung von symmetrischen Verteilungen, Diskussionsarbeit Nr. 5, Institut für Quantitave Ökonomik und Statistik, FU Berlin.

Handl, A. (1985b): Verteilungsfreie Quantilschätzer - ein Vergleich, Diskussionsarbeit Nr. 6, Institut für Quantitative Ökonomik und Statistik, FU Berlin.

Harrel, F.E., C.E. Davis (1982): A New Distribustion-free Quantile Estimator, Biometrika 69, 635-640.

Hettmannsperger, T.P., M.A. Keenan (1975): Tailweight Statistical Inference and Families of Distributions - A Brief Survey in "A Modern Course on Statistical Distributions in Scientific Work", Vol. 1, ed. by Patil u.a., 161-172.

Hogg, R.V. (1974): Adaptive Robust Procedures: A Partial Review and Some Suggestions for Future Applications and Theory, JASA 69, 909-927.

Hogg, R.V., D.M. Fisher, R.H. Randles (1975): A Two Sample Adaptive Distribution-free Test, JASA 70, 656-661.

Hogg, R.V. (1976): A New Dimension to Nonparametric Tests, Communications in Statistics, Series A: Theory and Methods 5, 1313-1325.

Hogg, R.V. (1982): On Adaptive Statistical Inference, Communications in Statistics, Series A: Theory and Methods 11, 2531-2542.

Hogg, R.V., R.V. Lenth (1984): A Review on Some Adaptive Statistical Techniques, Communications in Statistics, Series A: Theory and Methods, 1551-1579.

Horn, P.S. (1983): A Measure of Peakedness, The American Statistician 37, 55-56.

Immich, H. (1974): Medizinische Statistik, Stuttgart, F.K. Schattauer

Johnson, M.E., G.L. Tietjen, R.J. Beckmann (1980): A New Family of Probability Distributions with Applications to Monte Carlo Studies, JASA 75, 276-279.

Joiner, B.L., J.R. Rosenblatt (1971): Some Properties on the Range in Samples from Tukey's Symmetric Lambda Distributions, JASA 71, 394-399.

Kaplansky, I. (1945): A Common Error Concerning Kurtosis, JASA 40,259.

Oja, H. (1981): On Location, Scale, Skewness and Kurtosis of Univariate Distributions, Scand. J. Statist. 8, 154-168.

Schuster, E.F. (1984): Classification of Probability Laws by Tail Behavior, JASA 79, 936-939.

Serfling, R.J. (1980): Approximation Theorems of Mathematical Statistics, New York, Wiley.

van Zwet, W.R. (1964): Convex Transformations of Random Variables, Math. Centrum, Amsterdam.

MULTIPLE VERGLEICHE MITTELS RANGTESTS
- ALLE PAARVERGLEICHE -

G. Hommel

Institut für Medizinische Statistik und Dokumentation
Universität Mainz

1. EINLEITUNG

Das Hauptziel der vorliegenden Arbeit ist es, zu untersuchen, wie das Prinzip des Abschlußtests auf die gebräuchlichen multiplen Rangverfahren angewendet werden kann. Literatur zu diesem Thema findet sich bis jetzt nur in Tagungsberichten, so bei Ferner (1981), wo die Anwendung der Holm'schen Prozedur auch bei Rangtests vorgeschlagen wird, sowie bei Lüdin (1983) und Schulz (1983, 1984).

Multiple Vergleiche können im wesentlichen in drei Themengebiete unterschieden werden:

a) many-one-Vergleiche;
b) alle Paarvergleiche;
c) Kontrast-Vergleiche.

Im folgenden soll lediglich die Situation "alle Paarvergleiche" genau untersucht werden. Hiermit werden auch gleichzeitig Anhaltspunkte gegeben, wie man bei many-one-Vergleichen vorzugehen hat; die Strategie wird für diese sogar überschaubarer, aber der Abschlußtest liefert nicht so deutliche Verschärfungen. Bei den Kontrast-Vergleichen gibt es einige zusätzliche Probleme; sie sollen in dieser Arbeit nur kurz behandelt werden.

Im 2. Kapitel wird zunächst ein kurzer Überblick über die bisher gebräuchlichen multiplen Rangverfahren im unverbundenen und verbundenen Fall gegeben; ausführliche Darstellungen zusammen mit den notwendigen Formeln finden sich z.B. bei Miller (1966), Lienert (1973) und Ferner (1981). Doch selbst einige dieser üblichen Verfahren sind umstritten geworden, seit Oude Voshaar (1980) gezeigt hat, daß das multiple Niveau bei der Nemenyi-Prozedur nicht immer eingehalten wird.

Das 3. Kapitel befaßt sich zunächst mit dem allgemeinen Prinzip des Abschlußtests, dann mit dessen Anwendung auf ein Hypothesensystem mit

spezieller Struktur, nämlich das System von "Partitionshypothesen". Über hierbei mögliche Teststrategien gibt es mehrere Arbeiten, u.a. von Ryan (1960), Peritz (1970), Einot/Gabriel (1975) und Begun/ Gabriel (1981), wobei sich die Autoren jedoch (außer Ryan) ausschließlich auf ein varianzanalytisches Modell beschränken; diese Verfahren sind jedoch weit umfassender anwendbar. In einer neuen Arbeit wird von Shaffer (1985) eine Modifizierung der Prozedur von Holm (1979) vorgeschlagen, die sehr leicht durchzuführen ist und trotzdem verhältnismäßig trennscharf zu sein scheint.
Auf die spezifischen Probleme bei Rangverfahren wird im 4. Kapitel eingegangen. Sehr wichtig ist es hierbei, daß man sich über die genaue Formulierung der Hypothesen und ihrer Alternativen im klaren ist (s. Hilgers, 1983); es ist u.U. möglich, daß entweder kein Partitionshypothesensystem entsteht oder die angewendeten Verfahren nicht konsistent sind.

2. GEBRÄUCHLICHE MULTIPLE RANGVERFAHREN

2.1 Überblick

Die in den Lehrbüchern vorgestellten multiplen Rangverfahren sind alle von "simultanem" Charakter, d.h. für alle zu untersuchenden Vergleiche wird eine Teststatistik, die eine Funktion gewisser Rangzahlen und der Gruppenbesetzungen ist, mit ein- und demselben kritischen Wert verglichen. Die exakten Verfahren beruhen auf kombinatorischen Überlegungen, während die asymptotischen Verfahren (wie üblich) auf einer Betrachtung der multivariaten Normalverteilung beruhen; somit werden auch die multiplen Vergleiche in weitgehender Analogie zur parametrischen Analyse gestaltet. Als Haupttypen von Verfahren kommen somit in Betracht, wobei k die Zahl der Gruppen bzw. Behandlungen bezeichnen soll:

1.) T-Verfahren (Tukey-, Spannweiten-Verfahren): Für jedes Gruppenpaar (i,j), $1 \leq i < j \leq k$, werden die mittleren Ränge $\bar{R}_i$ und $\bar{R}_j$ gebildet und die zugehörige Nullhypothese abgelehnt, falls

$$|\bar{R}_i - \bar{R}_j| \geq D$$

(D="kritische Differenz"). Die in der Normalverteilungstheorie zugehörige Verteilung ist die Spannweitenverteilung.

2.) S-Verfahren (Scheffé-, Kontrast-Verfahren): Hier geht man in Analogie zur Betrachtung der linearen Kontraste im varianzanalytischen Modell vor, indem man die Paarvergleiche als spezielle Kontraste betrachtet. Da die S-Verfahren jedoch auf beliebige Kontrast-Unterschiede ansprechen müssen, liefern sie im vorliegenden Fall meist sehr konservative Entscheidungen. (Zu allgemeineren Kontrasten s. auch 2.3).

3.) B-Verfahren (Bonferroni-Verfahren): Diese Verfahren beruhen auf einer Anwendung der Bonferroni-Ungleichung und sind daher grundsätzlich konservativ. Die Grundidee ist, daß man von Einzeltests bei allen Gruppenvergleichen ausgeht, die man aber zum Niveau $\alpha/\binom{k}{2}$ durchführt.

Am trennschärfsten scheinen daher, wenn man alle Paarvergleiche untersucht, i.a. die T-Verfahren zu sein. Diese haben jedoch für den unverbundenen Fall den Nachteil, daß im Prinzip nur gleiche Gruppenbesetzungen zugelassen sind bzw. man ebenfalls zu konservativen Entscheidungen gelangt. Ein weiteres Problem ist die Behandlung von Bindungen, die mit den B-Verfahren noch am leichtesten durchzuführen ist. Ist man nicht an allen, sondern nur an gewissen Paarvergleichen interessiert, so sind spezifische Lösungen (außer im many-one-Fall) ebenfalls sehr kompliziert und es bieten sich daher die B-Verfahren an. Exakte Tests sind bei den T-Verfahren im Prinzip möglich (s. hierzu auch Kynast, 1980), jedoch sehr rechenaufwendig und z.T. auch aufwendig zu tabellieren.

Ein weiterer wichtiger Aspekt ist sowohl im unverbundenen als auch im verbundenen Fall die Frage, wie rangiert werden soll. Es bieten sich zwei Typen der Rangierung (Bezeichnungen von Lienert, 1973) an:

1.) H-Test-homologe Vergleiche (Typ H): Wie für den Kruskal-Wallis-H-Test bzw. den Friedman-Test benötigt, wird eine gemeinsame Rangierung über alle k Behandlungen vorgenommen, die bei allen Paarvergleichen beibehalten wird.

2.) U-Test-homologe Vergleiche (Typ U): Hier werden die Rangierungen für jeden Paarvergleich neu vergeben, und zwar genauso, wie man bei Durchführung eines Mann-Whitney-U-Tests bzw. - im verbundenen Fall - eines Vorzeichentests bzw. eines Wilcoxon-Rangsummentests vorgeht.

T-Verfahren vom Typ H werden bei Nemenyi (1963) bzw. Wilcoxon/Wilcox (1964) für den unverbundenen und den verbundenen Fall beschrieben. Die analogen Typ-U-Verfahren findet man bei Steel (1960, 1961) und Dwass (1960), im verbundenen Fall als "multiplen Vorzeichentest". B-Verfahren für den unverbundenen Fall finden sich bei Dunn (1964) sowohl als Typ H (Dunn-Methode I), als auch als Typ U (Dunn-Methode II).

Auf den ersten Blick scheinen die Typ-H-Verfahren einleuchtender zu sein als die Typ-U-Verfahren, da mit Typ H auch Trennungsinformationen dazwischenliegender Gruppen ausgenutzt werden können; zudem ist die Rechenarbeit, besonders für großes k, bei den Typ-U-Verfahren wesentlich höher. Ein Nachteil der Typ-H-Verfahren ist jedoch, daß die Entscheidung bei einem Paarvergleich nicht nur von den Daten der beiden betrachteten Gruppen, sondern von denen aller Gruppen abhängt.

2.2 Untersuchungen zum multiplen Niveau

Es ist allgemein üblich, bei multiplen Vergleichen das multiple Niveau α unter Kontrolle zu halten, d.h. man fordert von einer multiplen Testprozedur, daß höchstens mit einer Wahrscheinlichkeit α irgendein Fehler 1. Art bei den Testentscheidungen gemacht wird. Bei allen in 2.1 genannten Verfahren schien den meisten Autoren die Kontrolle des multiplen Niveaus unproblematisch zu sein, jedenfalls was das asymptotische Verhalten angeht. Da ja asymptotisch multivariate Normalverteilung vorliegt, benutzte man das Projektionsargument von Scheffé: Die Verteilungen von Teilvektoren der betrachteten Zufallsgröße hängen nicht von den Parametern ab, die nicht zu diesen Teilvektoren gehören. Alle Verfahren in 2.1 sind so konstruiert, daß sie das globale Niveau α einhalten, d.h. bei Gültigkeit der Globalhypothese wird die Wahrscheinlichkeit für einen Fehler 1. Art (kleiner oder) gleich α gehalten. Da die Verfahren zudem kohärent sind (s.3.1) und, sofern das Projektionsargument anwendbar ist, eine "simultane Testprozedur" im Sinne von Gabriel (1969) bilden, kann man hieraus schließen (s. Gabriel, Theorem 2), daß sie auch das multiple Niveau kontrollieren.

Das Projektionsargument läßt sich jedoch bei den Typ-H-Verfahren nicht anwenden, denn infolge der gemeinsamen Rangierung hängen ja gerade - wie schon vorher erwähnt - die Entscheidungen bei einem Paarvergleich auch noch von den Verteilungen der anderen Gruppen ab. Somit ist zunächst nur gesichert, daß die Typ-H-Verfahren Tests zum globalen Niveau α sind. Oude Voshaar (1980) untersuchte die Nemenyi-Verfahren auf ihr Verhalten unter der Annahme, daß (k-1) Verteilungen gleich und die k-te Verteilung von diesen verschieden ist. Er erhielt für den unverbundenen Fall, daß die Fehlerwahrscheinlichkeit 1. Art mäßig größer als α werden kann, bei Lokationsalternativen allerdings nur, wenn die Verteilungen verhältnismäßig schief sind. Auch im verbundenen Fall (unter dem üblichen linearen Modell) fand er, daß α überschritten werden kann, wenn auch fast vernachlässigbar wenig.

Immerhin folgt hiermit für den Theoretiker (und wohl auch für den sorgfältig arbeitenden Praktiker), daß die Nemenyi-Verfahren nicht mehr verwendet werden sollten, sofern man Kontrolle des multiplen

Niveaus anstrebt.
Bei der Dunn-Methode I kann man dieselben Zweifel hegen, es ist jedoch nicht bekannt, ob in gewissen Fällen das multiple Niveau α überschritten wird (vielleicht weil dieses Verfahren sowieso recht konservativ ist). Eine entsprechende Bemerkung zur S-Methode findet sich bei Fligner (1981).

Im folgenden soll an einem leicht durchzurechnenden Beispiel illustriert werden, daß dieselben Effekte auch bei exakten Tests auftreten können:
Es seien

$$X_{i\ell} = \mu_i + \varepsilon_{i\ell} \quad , \; i=1,2,3 \; ; \; \ell=1,\dots,n \text{ mit } n\geq 1,$$

$$\varepsilon_{i\ell} \sim F(x) \text{ stetig}, \; \varepsilon_{i\ell} \text{ unabhängig} \quad ,$$

$$R_{i\ell} = \text{Globalränge der entsprechenden } X_{i\ell} \; ,$$

$$\bar{R}_i = \Big(\sum_{\ell=1}^{n} R_{i\ell}\Big)/n.$$

Dann ist $|\bar{R}_i - \bar{R}_j| \leq 2n$ stets $(1\leq i<j\leq 3)$, und unter der Globalhypothese $\mu_1=\mu_2=\mu_3$ erhält man

$$P\,(\max\{|\bar{R}_i-\bar{R}_j| \; : \; 1\leq i<j\leq 3\}=2n) = 6(n!)^3/(3n)! =: \alpha.$$

Lehnt man die Hypothese $\mu_i=\mu_j$ dann ab, wenn $|\bar{R}_i-\bar{R}_j| = 2n$, so erhält man also einen Test zum globalen Niveau α.
Es sei nun

$$f(x) = \begin{cases} p & \text{für } 0\leq x<1 \\ 1-p & \text{für } 2\leq x<3 \\ 0 & \text{sonst} \end{cases} \quad , \text{ mit } 0 < p < 1 \quad ,$$

eine Dichtefunktion, $F(x)$ die zugehörige Verteilungsfunktion, und $\mu_1=\mu_2=0$, $\mu_3=1$. Dann tritt $|\bar{R}_1-\bar{R}_2|=2n$ (also ein Fehler 1. Art) genau dann auf, wenn alle Beobachtungen der 3. Gruppe zwischen 1 und 2 liegen und alle Beobachtungen der 1. von denen der 2. Gruppe trennen, d.h.

$$\alpha^* := P(|\bar{R}_1-\bar{R}_2|=2n) = 2p^{2n}\,(1-p)^n.$$

Wählt man z.B. $p=2/3$, $n=3$, so erhält man $\alpha = .00357$, $\alpha^* = .00650$, d.h. das multiple Niveau α ist nicht eingehalten.

Daß bei den asymptotischen Typ-H-Verfahren die Einhaltung des multiplen Niveaus nicht gesichert werden kann, liegt daran, daß man u.U. auch noch asymptotisch mit einer "falschen" Kovarianzmatrix der multivariaten Normalverteilung arbeitet. Somit liegt die Idee nahe, die "richtige" Kovarianzmatrix aus den Daten zu schätzen. Für den verbundenen Fall wurde ein solches Verfahren von Rosenthal/Ferguson (1965) als S-Methode vorgestellt und von Remmers (1984) im Hinblick auf B-Verfahren adaptiert. Hierbei zeigte sich, daß im Finiten die Verfahren, die auf der χ^2_{k-1}- bzw. N(0,1)-Verteilung beruhen, sehr antikonservativ werden können; daher wurde von den Autoren eine konservativere Version unter Benutzung der $F_{k-1;n-k+1}$- bzw. t_{n-1}- Verteilung (n=Zahl der Blöcke) empfohlen. Ein weiteres Problem bei der Anwendung dieser Verfahren entsteht, wenn die wahre (oder geschätzte) Kovarianzmatrix einen Rang kleiner als (k-1) hat.

2.3 Eine Bemerkung zu Kontrast-Vergleichen

Wie Fligner (1981) erwähnt, ist bei den S-Verfahren vom Typ H nicht nur die Kontrolle des multiplen Niveaus verletzt, sondern es gibt auch gravierende Probleme interpretatorischer Art, wenn man sich für "echte" (d.h. nicht als Paarvergleich zu verstehende) Kontraste der Form $\sum_{i=1}^{k} c_i E(\bar{R}_i)$, mit $\sum_{i=1}^{k} c_i=0$, interessiert. Er zeigt, daß sogar schon im einfachen Fall von Lokationsalternativen die Gültigkeit einer solchen Kontrasthypothese außer von den Lokationsparametern der Gruppen mit $c_i=0$ auch noch von der Verteilungsfunktion und sogar von den Gruppenbesetzungen abhängt.

Bei den Typ-U-Verfahren treten solche Probleme nicht auf, dafür nimmt die Zahl der in Frage kommenden $E(\bar{R}_i)$ stark zu, da diese vergleichsspezifisch bestimmt werden (insgesamt sind es bei Paarvergleichen $k\cdot(k-1)$ Parameter).

3. ABSCHLUSSTESTS

3.1 Allgemeine Bemerkungen

Gegeben sei ein <u>Parameterraum</u> Θ , der "alle möglichen Realitäten" umfassen soll. Die Elemente von Θ müssen nicht Parameter im üblichen Sinn, sondern können auch Funktionen sein. Ein <u>multiples Testproblem</u> besteht dann aus n ($n\geq 2$) Zerlegungen

$$\Theta = H_{oi} \,\dot{\cup}\, H_{1i} \quad , \quad i=1,\ldots,n,$$

mit den "elementaren" (Null-) Hypothesen H_{oi} und ihren Alternativen H_{1i} (wichtig ist, daß für jedes Einzelproblem der selbe Parameterraum zugrunde liegt!).

Die Hypothese

$$H_o = \bigcap \{H_{oi}: i=1,\ldots,n\}$$

heißt Globalhypothese.

Das Prinzip des Abschlußtests stellt folgende Forderungen an ein endliches System $\underline{H}$ von Hypothesen (=Teilmengen von Θ) und deren Entscheidungsprozeduren:

1.) $\underline{H}$ ist abgeschlossen unter Durchschnittsbildung, d. h. sind $H, H' \in \underline{H}$, so ist auch $H \cap H' \in \underline{H}$.

2.) Für jedes $H \in \underline{H}$ liege ein Niveau-α-Test von H vor, d.h. eine Entscheidungsprozedur δ_H, die H höchstens mit Wahrscheinlichkeit α fälschlich ablehnt.

3.) Die verwendete multiple Entscheidungsprozedur ist kohärent: Ist eine Hypothese H Implikation einer Hypothese H' (d. h. $H' \subseteq H$), so wird H mittels δ_H höchstens dann abgelehnt werden, wenn auch H' mittels $\delta_{H'}$ abgelehnt wird.

Sind die Bedingungen 1.) bis 3.) erfüllt, so läßt sich zeigen (Marcus/Peritz/Gabriel, 1976; Sonnemann, 1981, 1982), daß diese multiple Prozedur das multiple Niveau α einhält.

Bei praktischen Problemen sind die Bedingungen meist nicht erfüllt; man kann sich jedoch behelfen, indem man einerseits das System abgeschlossen macht (einfach durch Bildung aller Schnitte der Elementarhypothesen H_{oi}) und andererseits Kohärenz erzwingt: auch wenn δ_H (formal) ablehnen würde, prüft man zunächst, ob es ein $H' \subseteq H$ gibt, das mittels $\delta_{H'}$ nicht abgelehnt wird; ist dies der Fall, so muß man H trotzdem beibehalten. Die praktische Durchführung einer solchen multiplen Testprozedur führt hiermit zu einer sequentiell ablehnenden Strategie.

Durch die Schnittbildung wird das Hypothesensystem oft stark aufgebläht; man kann bis zu (2^n-1) verschiedene Schnitthypothesen erhalten, die u. U. sachlich völlig uninteressant sind. Der durch die Kohärenzerzwingung entstehende Algorithmus wird zudem oft sehr aufwendig, so daß man auch hier bei steigendem n schnell an die Grenzen der Rechenkapazität gelangt.

Schließlich braucht man noch für jede Schnitthypothese einen Niveau-α-Test; es macht auch hier gelegentlich Schwierigkeit, einen "spezifischen" Test zu finden ("spezifisch" heißt: der Test soll das Niveau α ausschöpfen und möglichst noch gewisse Güteeigenschaften besitzen). Man kann sich jedoch statt eines spezifischen Tests auch mit einem Bonferroni-Globaltest behelfen (sofern man wenigstens für die H_{oi} Tests hat): Für jedes $H \in \underline{H}$ gibt es ein $I \subseteq \{1,...,n\}$, so daß $H = \bigcap \{H_{oi}: i \in I\}$; man lehne H dann ab, wenn mindestens ein H_{oi} , $i \in I$, zum Niveau $\alpha/|I|$ (formal) abgelehnt werden könnte. (Ein "Bonferroni-Globaltest" ist also nicht notwendig ein Test für H_o, sondern er kann auch auf "kleinere" Globalhypothesen, die Schnitte über weniger als alle H_{oi} sind, angewandt werden).

Eine multiple Testprozedur heißt konsonant, wenn gilt: Wird ein $H \in \underline{H}$ abgelehnt, so gibt es entweder kein $H' \supsetneq H$, oder es gibt mindestens ein $H' \supsetneq H$, das abgelehnt werden kann (d.h. Unterschiede lassen sich genau "lokalisieren").

Die Holm'sche (1979) Prozedur ist eine allgemeine multiple Testprozedur, die anstelle spezieller Teststatistiken lediglich die Überschreitungswahrscheinlichkeiten (P-Werte) beim Test der H_{oi} benötigt. Sie vergleicht diese sequentiell mit den Schranken

$$\alpha/n\ ,\quad \alpha/(n-1)\ ,\quad \alpha/(n-2)\ ,\quad \ldots,\quad \alpha/2,\ \alpha\ .$$

Sie hält das multiple Niveau α ein. Hommel (1984) zeigt, daß sie im allgemeinen weder kohärent noch konsonant ist, gibt jedoch ein leicht modifiziertes Prinzip des Abschlußtests an, auf das man sie zurückführen kann.

Beispiele:

1.) Alle Paarvergleiche für k=3 Parameter μ_1, μ_2, μ_3.

Die Elementarhypothesen seien

$$H_{ij} : \mu_i = \mu_j \quad \text{gegen die Alternativen } K_{ij} : \mu_i \neq \mu_j \quad , 1 \leq i < j \leq 3\ .$$

Das abgeschlossene Hypothesensystem sieht wie folgt aus (die Pfeile bezeichnen die Implikationsrichtung):

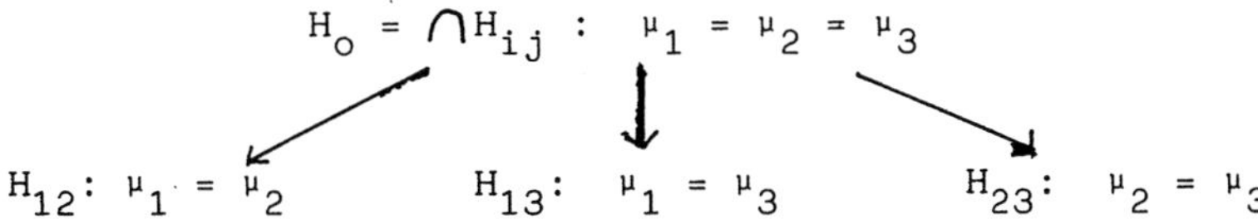

Die einzige echte Schnitthypothese ist somit H_o. Die Strategie bei Anwendung des Abschlußtest-Prinzips liefert den LSD-Test von Fisher: Man teste zunächst H_o und stoppe, falls H_o beibehalten wird. Falls H_o abgelehnt wird, führe man die 3 Elementartests, jeweils zum Niveau α, durch.

Die Holm'sche Prozedur testet sequentiell mit $\alpha/3$, $\alpha/2$, α und benötigt lediglich die P-Werte beim Test der H_{ij}.

2.) Alle zweiseitigen Paarvergleiche für k=4 Parameter $\mu_1, \mu_2, \mu_3, \mu_4$. Das abgeschlossene Hypothesensystem ist in der Abbildung auf der nächsten Seite dargestellt. Es treten hier also nicht nur "Homogenitätshypothesen" auf (die behaupten, daß gewisse Sätze von Parametern übereinstimmen), sondern auch "Partitionshypothesen" (z.B. "$\mu_1 = \mu_2$ und $\mu_3 = \mu_4$"), die Aussagen über mehrere disjunkte Parametersätze machen.

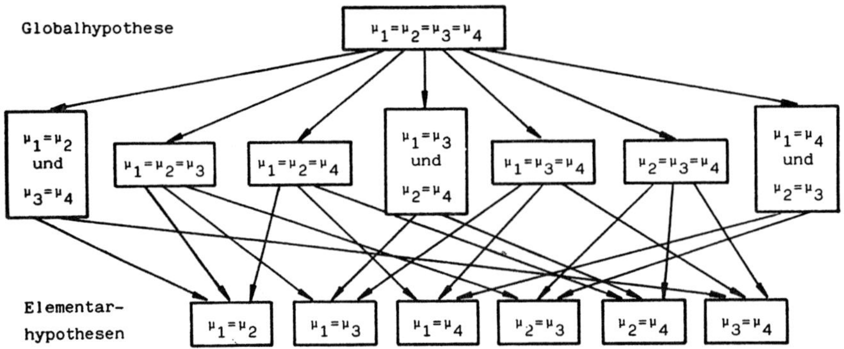

Die sequentiell ablehnende Strategie ist hier schon wesentlich komplizierter als für k=3.

Leicht ist hingegen die Holm'sche Prozedur durchzuführen, die lediglich die $\binom{4}{2} = 6$ P-Werte der Elementartests benötigt.

3.) Vergleiche von $k \geq 2$ Parametern $\mu_1, \ldots, \mu_k$ mit einer Kontrolle μ_o.
Die Elementarhypothesen lauten:

$$H_{oi} : \mu_o = \mu_i \quad \text{gegen } K_{oi} : \mu_o \neq \mu_i \quad , \; i=1,\ldots,k \; .$$

Hier führen - anders als in den vorigen Beispielen - verschiedene Schnittbildungen der Form

$$H_I = \bigcap \{H_{oi} : i \in I\} \quad , \text{ mit } I \neq \emptyset \; , \quad I \subseteq \{1,\ldots,k\}$$

stets zu verschiedenen Hypothesen (insgesamt also (2^k-1) Stück). Man sagt, das Hypothesensystem ist <u>vollständig</u>. Die Implikationsstruktur wird hier in gleicher Weise vom System der H_I wie von der Menge aller I (Schnittbildungen) erzeugt. Somit lassen sich bei der Durchführung des Abschlußtests keine Schnitte "sparen".

3.2 Systeme von Partitionshypothesen

In den Beispielen 1 und 2 des letzten Abschnitts wurde für den Fall aller zweiseitigen Paarvergleiche von 3 bzw. 4 Parametern die Struktur des abgeschlossenen Hypothesensystems $\underline{H}$ gezeigt. Solche Paarvergleiche sind nicht auf die Betrachtung der üblichen Parametertypen wie Lage-, Streuungsparameter oder Proportionen beschränkt, sondern es lassen sich im Prinzip beliebige Funktionen der Verteilungen der k Behandlungen miteinander vergleichen, wie z.B. Vektoren (ohne komponentenweise Betrachtung) oder auch die Verteilungsfunktionen direkt. Auch über das Versuchsdesign (unverbunden, verbunden, gemischt) muß an dieser Stelle nichts vorausgesetzt werden.

Allgemein gilt für alle Paarvergleiche von k Parametern (im verallgemeinerten Sinn), daß sich jede Schnitthypothese durch eine Partition (= disjunkte Zerlegung) von $\{1,\ldots,k\}$ repräsentieren läßt, wobei die einzelnen Komponenten der Partition angeben, für welche Parametersätze Gleichheit behauptet wird. Umgekehrt führt auch jede Partition (mit Ausnahme der vollständigen Zerlegung $\{1\} \cup \{2\} \cup \ldots \cup \{k\}$, die zur leeren Aussage führt) zu einer Schnitthypothese; somit ist die Implikationsstruktur in $\underline{H}$ isomorph zur Inklusionsstruktur der Partitionen.

Mittels der Stirlingschen Zahlen 2. Ordnung berechnet sich die Zahl aller solchen Partitionshypothesen als

$$f(k) = \left[\sum_{\ell=1}^{k} 1/\ell! \sum_{m=0}^{\ell} (-1)^m \binom{\ell}{m} (\ell-m)^k \right] -1 .$$

k	2	3	4	5	6	7	8	9	10
f(k)	1	4	14	51	202	876	4139	21146	115974

Somit ist klar, daß eine vollständige Durchführung der Abschlußtest-Strategie schon für mäßig großes k Schwierigkeiten macht und man nach abgekürzten Verfahren suchen muß.

Folgende Typisierung von Partitionshypothesen und zugehörigen Tests ist möglich:

A) Elementarhypothesen sind alle Paarvergleiche, also alle Hypothesen der Form $H_{ij} : \mu_i = \mu_j$, $1 \leq i < j \leq k$. Die zugehörigen Elementartests müssen immer vorliegen.

B) Homogenitätshypothesen sind alle Hypothesen der Form

$$H_I : \mu_{i_1} = \ldots = \mu_{i_r}, \text{ mit } I = \{i_1,\ldots,i_r\},\ |I| = r \geq 2 \text{ und } I \subseteq \{1,\ldots,k\}.$$

Die Elementarhypothesen sind spezielle (r=2) Homogenitätshypothesen. Tests der H_I (im Sinne von Punkt 2.) des Abschlußtest-Prinzips) können wie folgt durchgeführt werden:

B1) spezifisch; z.B. kommen in der ANOVA-Situation F-Tests oder Tukey-Tests infrage;

B2) durch eine Bonferroni-Adjustierung mittels $\alpha/\binom{r}{2}$, wobei jede der $\binom{r}{2}$ Elementarhypothesen, die von H_I impliziert werden, herangezogen wird.

C) Partitionshypothesen sind allgemein Hypothesen der Form

$$H_{I_1} \cap H_{I_2} \cap \ldots \cap H_{I_q}, \text{ mit } q \geq 1,$$

wobei die I_j paarweise disjunkt und die H_{I_j} Homogenitätshypothesen von r_j Parametern, $2 \leq r_j \leq k$, sind $(j=1,\ldots,q)$. Homogenitätshypothesen sind spezielle (q=1) Partitionshypothesen.

Tests von Partitionshypothesen können auf folgende Weisen erfolgen:

C1) <u>spezifisch</u>;

C2) durch eine <u>Ryan-Adjustierung</u>, d.h. durch eine Bonferronisierung über alle H_{I_j} mit den Gewichtungen (proportional zur Zahl der Parameter der jeweiligen Komponente) $r_j \cdot \alpha / \sum_{m=1}^{q} r_m$;

C3) durch eine <u>Bonferroni-Adjustierung</u> mit den Gewichtungen $\binom{r_j}{2} \cdot \alpha / \sum_{m=1}^{q} \binom{r_m}{2}$, d.h. hier ist die Gewichtung eines H_{I_j} proportional zur Zahl aller von $\bigcap_{j=1}^{q} H_{I_j}$ implizierten Elementarhypothesen.

C2 und C3 können für $k \geq 5$ zu verschiedenen Tests führen: so betragen beim Test von $H_{\{1,2\}} \cap H_{\{3,4,5\}}$ die Gewichte für $H_{\{1,2\}}$ und $H_{\{3,4,5\}}$ bei C2 $2\alpha/5$ und $3\alpha/5$, bei C3 $\alpha/4$ und $3\alpha/4$.

Man kann sich nun <u>Ideal-Prozeduren</u> vorstellen, die durch eine konsequente Anwendung des Abschlußtest-Prinzips, mit Testbausteinen wie in A, B, C geschildert, zustandekommen (möglicherweise hat auch Peritz (1970) eine Prozedur vom Typ A+B1+C1 vorgeschwebt; bei Cox/ Spjøtvoll (1982) findet sich die Beschreibung einer solchen Prozedur in der ANOVA-Situation).

Im folgenden sollen die wichtigsten in der Literatur angegebenen Verfahren, die alle mehr oder weniger vereinfachte Strategien benutzen und daher <u>konservative Versionen</u> solcher Ideal-Prozeduren sind, angegeben werden. All diese Verfahren beruhen auf der Ryan-Adjustierung (C2), die zudem (je nach Art der Strategie) oft mit konservativen Schranken $r_j \cdot \alpha / r$, wobei $r \geq \sum_{m=1}^{q} r_m$, arbeitet. (Bei den in 1.) und 2.) genannten Prozeduren ist sogar stets r=k).

1.) Die <u>Original-Prozedur von Ryan (1960)</u> (Typ A+B2+C2) benutzt Parameterschätzungen $\hat{\mu}_i$, i=1,...,k, die zunächst der Größe nach geordnet werden: $\hat{\mu}_{(1)} \leq \hat{\mu}_{(2)} \leq \ldots \leq \hat{\mu}_{(k)}$. Die sequentiell ablehnende Strategie ist dann dieselbe wie bei der Newman-Keuls-Prozedur, nur mit dem Unterschied, daß grundsätzlich Elementartests verwendet und die Signifikanzschranken so adjustiert werden, daß das multiple Niveau α kontrolliert wird. Zunächst wird $\mu_{(1)}=\mu_{(k)}$ ("Stretch der Länge k") zum Niveau $2\alpha/[k(k-1)]$ getestet. Erfolgt keine Ablehnung, so stoppt man, ansonsten testet man die beiden Stretches der Länge (k-1), nämlich $\mu_{(1)}=\mu_{(k-1)}$ und $\mu_{(2)}=\mu_{(k)}$, jeweils zum Niveau $2\alpha/[k(k-2)]$. Wird ein Stretch beibehalten, so erklärt man alle von diesem umfaßten $\mu_{(i)}$ für homogen, ansonsten testet man die verbleibenden Stretches der Länge (k-2) jeweils zum Niveau $2\alpha/[k(k-3)]$, usw.... U.U. gelangt man hiermit bis zum Test von Stretches der Länge 2 (also $\mu_{(i)}=\mu_{(i+1)}$) mit dem Niveau $2\alpha/k$.

2.) Die Prozedur von Einot (1975) wird öfters auch als "Ryan-Prozedur" bezeichnet. Sie ist vom Typ A+B1+C2, benutzt also spezifische Homogenitätstests. Die folgende Strategie liegt zugrunde:

i) Man teste H_o zum Niveau $\alpha_k = \alpha$. Wird H_o beibehalten, stoppe man, ansonsten fahre man fort.

ii) Man teste alle Homogenitätshypothesen H_I mit $|I|=k-1$ zum Niveau $\alpha_{k-1} = (k-1)\cdot\alpha/k$. Bei Nichtablehnung eines H_I behalte man auch alle implizierten ("Teil-") Homogenitätshypothesen bei.

iii) Sind noch Homogenitätshypothesen H_I mit $|I|=k-2$ übrig, so teste man diese mit $\alpha_{k-2} = (k-2)\cdot\alpha/k$.
Weiter wie in ii)

. usw. .

(k-1).) Sind noch Homogenitätshypothesen H_I mit $|I|=2$ (also Elementarhypothesen!) übrig, so teste man diese mit $\alpha_2 = 2\alpha/k$.

Eine besonders für kleine k wichtige Verschärfung dieser Prozedur wird von Welsch (1977) und Ramsey (1978) angegeben: Man darf im Schritt ii) sogar $\alpha_{k-1} = \alpha$ wählen. Der Grund hierfür ist, daß infolge des Fehlens echter Partitionshypothesen auf dieser Stufe keine konservative Ryan-Adjustierung nötig ist.

Eine weniger rechenaufwendige Abwandlung dieser Prozedur im balancierten Fall besteht darin, daß man die Parameterschätzungen ordnet und dann Spannweiten-Tests gemäß dieser Anordnung (analog zur Original-Prozedur von Ryan) durchführt. Durch dieses Vorgehen wird jedoch selbst in der ANOVA-Situation nicht notwendig das multiple Niveau kontrolliert (s. Lehmann/Shaffer, 1977).

3.) Für die Prozedur von Peritz (1970) (A+B1+C2) wurde von Begun/Gabriel (1981) ein Algorithmus (mit Computerprogramm) angegeben. Die recht komplizierte Strategie besteht aus einer Kombination der Prozeduren von Einot und von Newman-Keuls (die ja das multiple Niveau α nicht kontrolliert). Die Verschärfung gegenüber der Prozedur von Einot besteht im wesentlichen darin, daß eine genauere Untersuchung der echten Partitionshypothesen erfolgt, wodurch die Ryan-Adjustierung gelegentlich weniger konservativ ausfällt.

Bemerkung: Oft ist es zulässig, durch Anwendung der Šidak-Ungleichung (1967) die Bonferroni- und Ryan-Adjustierung zu verbessern und statt einer Schranke $C\cdot\alpha$ die Schranke $1-(1-\alpha)^C$ zu verwenden. Dies ist sicher in der ANOVA-Situation möglich, aber auch immer dann, wenn asymptotisch mit multivariater Normalverteilung gearbeitet wird. Die so entstehenden minimalen Verschärfungen sind aber nur von geringem praktischen Interesse.

3.3 Modifikation der Holm'schen Prozedur

Die allgemeine Holm'sche Prozedur, angewendet auf das Problem der $\binom{k}{2}$ Paarvergleiche, benutzt die $\binom{k}{2}$ P-Werte der Elementartests und vergleicht sequentiell mit den Schranken

$$\alpha/\binom{k}{2}\ ,\ \alpha/(\binom{k}{2}-1)\ ,\ \alpha/(\binom{k}{2}-2),\ldots,\alpha\ .$$

Eine Modifizierung der Prozedur auf das gegebene Problem läßt sich erzielen, wenn man berücksichtigt, daß nur Schranken α/m auftreten müssen, wenn für den Nenner m gilt: Es gibt eine Partitionshypothese, die Schnitt von genau m Elementarhypothesen ist, sich aber nicht als Schnitt von mehr als m Elementarhypothesen darstellen läßt. (Zum Beweis der Kontrolle des multiplen Niveaus s. Perli, 1984).
So wird beispielsweise für k=3 ein m=2 nicht benötigt, denn jeder Schnitt von 2 Elementarhypothesen impliziert auch die Richtigkeit der dritten. Somit ergeben sich als Schranken für die modifizierte Holm'sche Prozedur

$$\alpha/3\ ,\ \alpha\ ,\ \alpha\ ;$$

die Strategie ist also ähnlich wie bei Fisher's LSD-Test, nur daß H_o mittels Bonferroni-Adjustierung getestet wird. In ähnlicher Weise erhält man für k=4 die Schranken

$$\alpha/6,\ \underbrace{\alpha/3\ ,\ \alpha/3,\ \alpha/3}_{3*\alpha/3},\ \alpha/2,\ \alpha;$$

und für k=5 erhält man

$$\alpha/10\ ,\ 4*\alpha/6\ ,\ 2*\alpha/4\ ,\ \alpha/3\ ,\ \alpha/2\ ,\alpha\ .$$

Für beliebiges k muß die Schranke α/m genau dann auftreten, wenn gilt

$$m \in \{\sum_{j=1}^{q} \binom{r_j}{2} : q \geq 1\ ,\ r_j \geq 2,\ \sum_{j=1}^{q} r_j \leq k\},$$

und eine solche Prozedur beginnt mit den Schranken

$$\alpha/\binom{k}{2}\ ,\ (k-1)*\alpha/\binom{k-1}{2}\ ,\ (k-3)*\alpha/\ [\binom{k-2}{2}+1],$$
$$\alpha/\binom{k-2}{2}\ ,\ (k-6)*\alpha/\ [\binom{k-3}{2}+3]\ ,\ldots\ .$$

Diese Prozedur ist eine konservative (und sehr schnell durchzuführende) Version der Idealprozedur vom Typ A+B2+C3; sie ist zudem im gegebenen Fall kohärent und konsonant. Das Modifikationsprinzip sowie die sequentiellen Schranken für $k \leq 6$ sind auch bei Shaffer (1985) angegeben.

Eine Variante (1. Art), die i.a. trennschärfer sein sollte, läßt sich erzielen, wenn man berücksichtigt, daß die Schranke $\alpha/\binom{k}{2}$ nur wegen der Durchführung des Globaltests auftritt. Stattdessen kann man auch einen spezifischen Globaltest (den man wohl meist leicht findet) benutzen und im Falle der Ablehnung (sonst Stop!) die Holm'sche Prozedur mit den

Schranken

$k * \alpha/\binom{k-1}{2}$, $(k-3) * \alpha/[\binom{k-2}{2}+1]$, $\alpha/\binom{k-2}{2}$, usw.

durchführen. (Für k=3 ist dies exakt Fisher's LSD-Test).

Auch eine zweite Variante, die zusätzlich die Homogenitätshypothesen H_I mit $|I|=k-1$ spezifisch testet, ist noch verhältnismäßig leicht durchzuführen. Ist H_0 abgelehnt worden, so fahre man je nach Anzahl s der abgelehnten H_I, $|I|=k-1$, fort:

a) s=k : Holm'sche Prozedur mit
$(2k-3) * \alpha/[\binom{k-2}{2}+1]$, $\alpha/\binom{k-2}{2}$, usw.

b) s=k-1, z.B. falls $H_{\{1,...,k-1\}}$ nicht abgelehnt: Man teste nur noch H_{ik}, i=1,..., k-1, "simultan" zum Niveau $\alpha/[\binom{k-2}{2}+1]$.

c) s=k-2, z.B. falls $H_{\{1,...,k-1\}}$ und $H_{\{1,...,k-2,k\}}$ nicht abgelehnt: Man teste nur noch $H_{k-1,k}$ zum Niveau $\alpha/[\binom{k-2}{2}+1]$.

d) $s\leq k-3$: Keine Ablehnung von Elementarhypothesen.

3.4 Vergleiche der Prozeduren

Ein analytischer Zugang zu Trennschärfeuntersuchungen der in 3.2 und 3.3 vorgestellten Prozeduren besteht in der "asymptotischen Ausschöpfung des Niveaus", wobei man annimmt, daß alle verwendeten Tests konsistent sind, so daß beim sequentiellen Testen in der Asymptotik alle vorhandenen Unterschiede als solche erkannt werden. Wir bezeichnen mit $\tilde{\alpha}$ die tatsächliche asymptotische Fehlerwahrscheinlichkeit 1. Art. Die "minimale wahre Hypothese" (=Durchschnitt aller wahren Hypothesen) ist eine Partitionshypothese $H_{I_1} \cap H_{I_2} \cap \ldots \cap H_{I_q}$, wobei q , I_j , $r_j=|I_j|$ wie in 3.2 definiert seien.

Bei Ideal-Prozeduren vom Typ A+B1+C1 gilt dann stets $\tilde{\alpha}=\alpha$, d.h. α wird asymptotisch voll ausgeschöpft. Die Prozeduren vom Typ A+B1+C2 verschenken etwas wegen der geschilderten Vereinfachung bei der Ryan-Adjustierung. Es gilt

für die Prozedur von Einot: $\tilde{\alpha} \approx \sum_{j=1}^{q} r_j \cdot \alpha/k$,

$\tilde{\alpha} \approx 2\alpha/k$ ist der ungünstigste Fall;

für die Prozedur von Peritz: $\tilde{\alpha}=\alpha$, falls q=1,

ansonsten ist wiederum $\tilde{\alpha} \approx \sum_{j=1}^{q} r_j \cdot \alpha/k$,

der ungünstigste Fall ist $\tilde{\alpha} \approx 4\alpha/k$ (für $k\geq 4$).

Die modifizierte Holm'sche Prozedur verschenkt vor allem etwas wegen der Bonferroni-Adjustierung in B2, wenn $r_j > 2$; im ANOVA-Fall mit gleichen Gruppenbesetzungen läßt sich $\tilde{\alpha}$ unter Zuhilfenahme der Quantile der Spannweiten-Verteilung berechnen. Sind hingegen alle $r_j=2$, dann ist $\tilde{\alpha} \approx \alpha$.

Somit scheint man die Peritz-Prozedur vorziehen zu können, wenn eine große Gruppe von μ_i homogen ist und die anderen disjunkt sind; hat man dagegen mehrere kleine disjunkte Gruppen von μ_i, scheint die Holm'sche Prozedur vorteilhafter zu sein.

Einige weitere Punkte sprechen fast ausschließlich für die Holm'schen Prozeduren (deren Trennschärfe ja oft durch die Varianten noch gesteigert werden kann):

a) im verbundenen Fall sind stets ungleiche Gruppenbesetzungen möglich;
b) es sind robustere Verfahren möglich, so lassen sich z.B. im ANOVA-Fall getrennte Varianzen schätzen;
c) die modifizierte Holm'sche Prozedur ist konsonant;
d) werden nur Paarvergleiche durchgeführt (A+B2+C2/C3), so sind exakte Tests leichter möglich;
e) der Rechenaufwand der Holm'schen Prozeduren ist sehr gering.

3.5 Einseitige Tests

Bis jetzt wurden die Paarvergleiche immer zweiseitig betrachtet. Es ist im allgemeinen nicht möglich, unter Kontrolle des multiplen Niveaus α aus den zweiseitigen Testergebnissen einseitige Schlüsse (je nach Vorzeichen der geschätzten Parameterdifferenz) zu ziehen (s. Bauer et al., 1984). Trotzdem ist dieses Vorgehen bei der praktischen Anwendung häufig empfehlenswert.

Formuliert man das Testproblem von vornherein einseitig, z.B. als

$$H_{ij} : \mu_i = \mu_j \quad \text{gegen} \quad K_{ij} : \mu_i < \mu_j, \quad 1 \leq i < j \leq k ,$$

dann erhält man zwar zusätzliche Äquivalenzen (z.B. $H_{13}=H_{12} \cap H_{23}$), so daß die Entscheidungen nicht notwendig kohärent ausfallen. Mit den von Hommel (1984) angegebenen Techniken läßt sich jedoch zeigen, daß die Kontolle des multiplen Niveaus bei Anwendung der Verfahren von 3.2 und 3.3 erhalten bleibt.

Formuliert man die Hypothesen hingegen in der Form

$$H_{ij} : \mu_i \geq \mu_j \quad \text{gegen} \quad K_{ij} : \mu_i < \mu_j, \quad 1 \leq i < j \leq k ,$$

so folgt z.B. <u>nicht</u> $H_{23} \subseteq H_{12} \cap H_{13}$, und man erhält kein System von Partitionshypothesen!

4. DER ABSCHLUSSTEST BEI RANGVERFAHREN

4.1 Verteilungsklassen und Hypothesen

Für k Behandlungen werden Zufallsvariablen X_i (i=1,...,k) beobachtet, wobei

$$X_i \sim F_i(x),\ F_i \text{ Verteilungsfunktion (nicht notwendig stetig).}$$

Die Elementarhypothesen seien für $1 \leq i < j \leq k$

$$H_{ij}: F_i(x)=F_j(x) \,\forall x \quad \text{gegen} \quad K_{ij}: F_i(x) \neq F_j(x) \text{ für mindestens ein } x.$$

Dann führt der Abschluß der H_{ij} natürlich zu einem System von Partitionshypothesen, wie in 3.2 geschildert. Führt man nun den Abschlußtest mit Hilfe geeigneter Rangverfahren durch, so ist bezüglich der α-Kontrolle alles in Ordnung, man gelangt jedoch bei dieser umfassenden Verteilungsklasse i.a. nicht zu konsistenten Entscheidungen, da schon die verwendeten Testbausteine nicht konsistent sind.

Werden die Elementarhypothesen dagegen in Form von "Tendenzhypothesen"

$$H_{ij}^T : P(X_i > X_j)=P(X_i < X_j) \quad \text{gegen} \quad K_{ij}^T : P(X_i > X_j) \neq P(X_i < X_j)$$

formuliert, so erhält man (mit dem unverbundenen und verbundenen Wilcoxon-Test bzw. dem Vorzeichentest) zwar Konsistenz, aber man erhält kein System von Partitionshypothesen mehr; vermutlich ist der Abschluß der H_{ij}^T sogar vollständig. Eine Anwendung der üblichen "Homogenitätstests", wie Kruskal-Wallis- oder Friedman-Test, auf gewisse Schnitte der H_{ij}^T, ist in diesem Fall nicht zulässig.
Ein Ausweg aus diesem Dilemma ist möglich, wenn man die zugrundeliegende Verteilungsklasse einschränkt. Hierbei ist eine getrennte Behandlung des unverbundenen und verbundenen Testproblems erforderlich (4.2 und 4.3). Es erscheint dann zweckmäßig, wegen der in 2.2 angeführten Gründe bei jedem spezifischen Test eine "reduzierte" Rangierung zu verwenden, also nur Tests vom Typ U durchzuführen.
Will man die Verteilungsklasse nicht einschränken, so kann dies durch Formulierung von "Erwartungswert-der-Rangzahl-(ER-) Hypothesen"

$$H_{ij}^{ER}: E(R_i)=E(R_j) \quad \text{gegen} \quad K_{ij}^{ER}: E(R_i) \neq E(R_j)$$

geschehen (R_i = "Rangtransformation" von X_i), womit sich wieder ein System von Partitionshypothesen ergibt. Dann <u>müssen</u> Typ-H-Verfahren durchgeführt werden, wie z.B. die Verfahren von Rosenthal/Ferguson (1965) oder Remmers (1984).

4.2 Unverbundene Stichproben

Eine oft sinnvolle Einschränkung der Verteilungsklasse besteht in der Annahme, daß die X_i stochastisch geordnet sind (die Reihenfolge wird jedoch nicht vorausgesetzt), d.h. es gilt für $1 \le i < j \le k$

$$F_i(x) \ge F_j(x) \; \forall x \text{ oder } F_i(x) \le F_j(x) \; \forall x.$$

Dies ist z.B. im Lokationsmodell $F_i(x)=F(x-\mu_i)$, $F(x)$ Verteilungsfunktion, $\mu_i \in \mathbb{R}$, der Fall; eine solche weitere Einschränkung ist jedoch keineswegs notwendig.

Unter der Einschränkung der stochastischen Ordnung folgt tatsächlich die Äquivalenz

$$H_{ij} \iff H_{ij}^T \iff H_{ij}^{ER} \text{ (sogar für jede "reduzierte" Rangierung)},$$

und man kommt sowohl zu einem System von Partitionshypothesen als auch zu konsistenten Entscheidungen.

Wendet man eine der in 3.2 und 3.3 beschriebenen Prozeduren an, so stehen folgende spezifischen Tests zur Auswahl:

A: Wilcoxon-Mann-Whitney-Test in der exakten und asymptotischen Form;

B1: Kruskal-Wallis-Test, aber auch der Nemenyi-Test, da auf dieser Stufe ein Test zum globalen Niveau α genügt (alle Implikationen müssen aber neu getestet werden!);

C1: Wird mit Typ-U-Verfahren gearbeitet, so führen die Komponenten einer Partitionshypothese zu unabhängigen Tests (es ist also einfacher als im ANOVA-Fall); arbeitet man asymptotisch, so lassen sich einfach die χ^2-Statistiken (mit entsprechenden Freiheitsgraden) aufsummieren.

4.3 Verbundene Stichproben

Hier genügt es nicht, stochastische Ordnung der X_i vorauszusetzen. Unter Einschränkung auf das lineare Modell (ohne Wechselwirkung)

$$X_{i\nu}=\mu_i+\pi_\nu+\varepsilon_{i\nu}\,,\pi_\nu \;,\; \varepsilon_{i\nu} \text{ unabhängig}, \; \pi_\nu \sim F_\nu(x) \;,\; \varepsilon_{i\nu} \sim F(x) \;,$$

$(i=1,\ldots,k;\ \nu=1,\ldots,n,\ n = \text{Zahl der Blöcke})$ folgt hingegen

$$H_{ij} \iff \mu_i=\mu_j \iff H_{ij}^T \iff H_{ij}^{ER} \text{ (für jede Rangierung)},$$

und auch hier erhält man ein System von Partitionshypothesen und konsistente Entscheidungen.

Bei Anwendung der in 3.2 und 3.3 beschriebenen Prozeduren sind folgende spezifischen Tests vom Typ U möglich:

A: Vorzeichen-Test, Wilcoxon-Rangsummen-Test (beide exakt und asymptotisch);

B1: Friedman-Test, aber auch die Tests von Wilcoxon-Wilcox bzw. Nemenyi (Begründung wie in 4.2);

C1: Kombination unabhängiger Tests wie in 4.2.

Setzt man, wie auch von Hilgers (1983) ausgeführt, das schwächere Modell

$$X_{i\nu} = \mu_i + \varepsilon_{i\nu} \quad , \; (\varepsilon_1 \;,\dots,\varepsilon_{k\nu}) = \underline{\varepsilon}_\nu \text{ unabhängig,}$$

$$\underline{\varepsilon}_\nu \sim F(x_1,\dots,x_k) \text{ permutationsinvariant, } (\nu=1,\dots,n)$$

voraus, so gilt weiterhin $H_{ij} \Longleftrightarrow \mu_i = \mu_j$, so daß man ein System von Partitionshypothesen erhält, aber nun ist nur noch der Wilcoxon-Rangsummentest konsistent. Da ein "multipler Rangsummentest" zwar konstruierbar, aber verteilungsabhängig ist (Miller, 1966, Kapitel 4.5), empfiehlt es sich in diesem Fall, nur Verfahren vom Typ A+B2+C2/C3 zu verwenden.

4.4 Diskussion

Eine genaue Antwort auf die Frage, ob die auf dem Abschlußtest beruhenden Verfahren wesentliche Verbesserungen gegenüber den üblichen multiplen Rangverfahren (u.U. auf Typ U eingeschränkt) bringen, kann erst durch Simulationsstudien gegeben werden. Eine solche Studie wurde von Remmers (1984) bzw. Lehmacher et al. (1985) für den verbundenen Fall und für k=3 (sowohl mit Vorzeichen- bzw. Friedman-Tests als auch mit "ER"-Tests) durchgeführt; die Ergebnisse fallen wesentlich zugunsten der modifizierten Holm'schen Prozedur (wobei die Varianten hier äquivalent mit der Peritz-Prozedur sind) aus. Eine Verallgemeinerung auf den unverbundenen Fall oder auf $k \geq 4$ ist jedoch hiermit noch nicht möglich.

Ob eine Einschränkung der Verteilungsklasse noch das richtige Modell beinhaltet, hängt sicher vom jeweiligen praktischen Problem ab. Im unverbundenen Fall ist dies vermutlich häufiger zu bejahen, die Einschränkung auf additive Effekte im verbundenen Fall ist hingegen wesentlich restriktiver. Die Anwendung von ER-Tests vermeidet zwar dieses Problem, aber es stellt sich die Frage, ob bei sich überschneidenden Verteilungsfunktionen überhaupt eine ER-Hypothese noch von Interesse ist.

Es ist nicht prinzipiell notwendig, daß man zu einem System von Partitionshypothesen gelangt, obwohl dadurch die Ergebnisse interpretierbarer werden, da man die Behandlungen (zumindest unter den in 4.2 und 4.3 beschriebenen Einschränkungen) in eine "Reihenfolge" bringen kann. Wenn man aber z.B. paarweise Tendenzhypothesen überprüfen und die Verteilungsklasse nicht einschränken will, so ist dies natürlich mit Holms allgemeiner Prozedur möglich; eine verschärfende Modifikation scheint es jedoch nicht zu geben, wie auch spezifische Tests beliebiger Schnitthypothesen sehr kompliziert werden dürften.

Die Bemerkung von Hilgers (1983), daß man sich auch bei der Anwendung von Rangverfahren "Gedanken über die Form der Verteilung" machen muß, hat sich auch von der Seite des multiplen Testens her bestätigt. Auf jeden Fall sind genaue Überlegungen über das zugrundeliegende Verteilungsmodell und die Formulierung der Hypothesen notwendig.

ZUSAMMENFASSUNG

Es wird vorgeschlagen, anstelle der gebräuchlichen multiplen Rangverfahren Testverfahren, die auf dem Prinzip des Abschlußtests beruhen, zu benutzen. Besonders trennscharf dürfte neben der Peritz-Prozedur eine rechnerisch leicht durchzuführende Modifikation der Holm'schen Prozedur sein, die sich durch einfache Varianten noch weiter verbessern läßt. Bei der Anwendung dieser Prozeduren auf Rangtests ist es wichtig, daß man sich über die Verteilungsklassen und Hypothesen genaue Gedanken macht.

LITERATUR

Bauer, P., Hackl, P., Hommel, G., Sonnemann, E. (1984): Multiple testing of pairs of one-sided hypotheses. Erscheint in Metrika.

Begun, J.M., Gabriel, K.R. (1981): Closure of the Newman-Keuls multiple comparisons procedure. J. Amer. Stat. Ass. 76, 241-245.

Cox, D.R., Spjøtvoll, E. (1982): On partitioning means into groups. Scand. J. Statist. 9, 147-152.

Dunn, O.J. (1984): Multiple comparisons using rank sums. Technometrics 6, 241-252.

Dwass, M. (1960): Some k-sample rank-order tests. In: I. Olkin et al. (eds.): Contributions to Probability and Statistics. Stanford Univ. Press, Stanford, Calif.

Einot, I., Gabriel, K.R. (1975): A study of the powers of several methods of multiple comparisons. J. Amer. Stat. Ass. 70, 574-583.

Ferner, U. (1981): Multiple nichtparametrische Vergleiche - univariate Verfahren. ROeS-Seminar, Bad Ischl.

Fligner, M.A. (1981): Comment on "Rank transformation as a bridge between parametric and nonparametric statistics". The Amer. Statistician 35, 131-132.

Gabriel, K.R. (1969): Simultaneous test procedures - some theory of multiple comparisons. Ann. Math. Stat. 40, 224-250.

Hilgers, R. (1983): Rangverfahren - Modelle, Hypothesen, Tests. ROeS-Seminar, Basel.

Holm, S. (1979): A simple sequentially rejective multiple test procedure. Scand. J. Statist. 6, 65-70.

Hommel, G. (1984): Multiple test-procedures for arbitrary dependence structures. Erscheint in Metrika.

Kynast, G. (1980): Simultane Mittelwertvergleiche: T-Methoden für Normalverteilungs- und nichtparametrische Modelle. Diplomarbeit, Dortmund.

Lehmacher, W., Remmers, A., Schulz, K. (1985): Simulationsergebnisse über das Verhalten von multiplen Friedman-Verfahren bei K=3 Behandlungen. Biometrisches Kolloquium, Bad Nauheim.

Lehmann, E.L., Shaffer, J.P. (1977): On a fundamental theorem in multiple comparisons. J. Amer. Stat. Ass. 72, 576-578.

Lienert, G.A. (1973): Verteilungsfreie Methoden in der Biostatistik. Verlag Anton Hain, Meisenheim a.Gl.

Lüdin, E. (1983): Simultane Vergleiche mehrerer Dosierungsgruppen mit Hilfe von Rangtests. ROeS-Seminar, Basel.

Marcus, R., Peritz, E., Gabriel, K.R. (1976): On closed testing procedures with special reference to ordered analysis of variance. Biometrika 63, 655-660.

Miller, R.G.jr. (1966): Simultaneous Statistical Inference. McGraw-Hill, New York.

Nemenyi, P. (1963): Distribution-free multiple comparisons. Unpublished doctoral thesis, Princeton, N.J.

Oude Voshaar, J.H. (1980): (k-1)- mean significance levels of nonparametric multiple comparisons procedures. Ann. Stat. 8, 75-86.

Peritz, E. (1970): A note on multiple comparisons. Unpublished paper, Hebrew Univ.

Perli, H.G. (1984): Testverfahren in der Konfigurationsfrequenzanalyse bei multinomialem Versuchsschema. Diplomarbeit, Mainz. Erscheint in der "Erlanger Reihe der Medizinischen Statistik und Informationsverarbeitung", Palm und Enke, Erlangen.

Ramsey, P.H. (1978): Power differences between pairwise multiple comparisons. J. Amer. Stat. Ass. 73, 479-485.

Remmers, A. (1984): Multiple nichtparametrische Tests in randomisierten Blöcken für K=3 Behandlungen. Diplomarbeit, Heidelberg/ Heilbronn.

Rosenthal, I., Ferguson, T.S. (1965): An asymptotically distribution-free multiple comparison method with application to the problem of n rankings of m objects. Brit. J. Math. Stat. Psych. 18, 243-254.

Ryan, T.A. (1960): Significance tests for multiple comparison of proportions, variances and other statistics. Psych. Bull. 57, 318-328.

Schulz, K. (1983): Multiples Testen unter Benutzung von Friedman-Rangsummen. Biometrisches Kolloquium, Bad Nauheim.

Schulz, K. (1984): Abschlußprozeduren beim Friedman-Test. Biometrisches Kolloquium, Dortmund.

Shaffer, J.P. (1985): Issues arising in multiple comparisons among populations. In: Proc. 7th Conf. Probab. Theory (Brasov, 1982), 353-362. Bukarest, Ed. Acad. R.S. Romania.

Šidák, Z. (1967): Rectangular confidence regions for the means of multivariate normal distributions. J. Amer. Stat. Ass. 62, 626-633.

Sonnemann, E. (1981): Tests zum multiplen Niveau α. ROeS-Seminar, Bad Ischl.

Sonnemann, E. (1982): Allgemeine Lösungen multipler Testprobleme. EDV Med. Biol. 13, 120-128.

Steel, R.G.D. (1960): A rank sum test for comparing all pairs of treatments. Technometrics 2, 197-207.

Steel, R.G.D. (1961): Some rank sum multiple comparison tests. Biometrics 17, 539-552.

Welsch, R.E. (1977): Stepwise multiple comparison procedures. J. Amer. Stat. Ass. 72, 566-575.

Wilcoxon, F., Wilcox, R.A. (1964): Some rapid approximate statistical procedures. Pearl River (Lederle Laboratories), New York.

Prof. Dr. Gerhard Hommel

Institut für Medizinische Statistik und Dokumentation

Langenbeckstr. 1

D - 6500 Mainz

ADAPTIVE VERFAHREN, ROBUSTHEIT UND AUSREISSERBEHANDLUNG - EIN VERGLEICH

J. Hüsler
Inst. für math. Statistik
Universität Bern
Sidlerstrasse 5
CH - 3012 Bern

1. Einführung

"In adaptive statistical inference, we use the sample to help us select the appropriate type of statistical procedure needed for the situation under consideration". Mit diesen Worten beginnt R. Hogg seinen Artikel über adaptive Methoden in der Encyclopedia of Statistical Sciences. Damit wird eine intuitiv leicht verständliche Methode gemeint, die eine von Hogg propagierte Verbesserung der statistischen Verfahren erbringt. Es wird unsere Aufgabe sein, die "marktschreierischen" (Tukey) adaptiven Verfahren mit den bekannten nicht-adaptiven statistischen Methoden zu vergleichen. Als nicht-adaptiv betrachten wir die robusten Methoden und die Ausreisser-Verfahren. Allen drei genannten Methoden ist die Betrachtungsweise gemeinsam, sich gegen starke Abweichungen vom klassischen Normalverteilungsmodell abzusichern. Unter starken Abweichungen verstehen wir Modellverteilungen, die entgegen der Normalverteilung etwa nicht symmetrisch sind oder wesentlich stärkere oder schwächere Tails aufweisen. Wir werden in den folgenden Vergleichen auch parametrische Methoden miteinbeziehen.

Die adaptive Wahl des statistischen Verfahrens in einer bestimmten Situation legalisiert eine vom Statistiker häufig, aber aus theoretischen Gründen ungern angewandte Vorgehensweise. Durch dieses zweistufige Verfahren: 1. Stufe: Selektion der statistischen Prozedur (Modelles), 2. Stufe: Ausführung der gewählten Prozedur, entstehen mathematische Probleme, die geklärt werden sollten. Etwa muss der Einfluss der 1. Stufe auf die Resultate der 2. Stufe studiert werden (z.B. α - Niveau, Macht eines Testverfahrens). Es stellt sich aber auch die Frage nach guten Selektionsverfahren für die 1. Stufe. Gewisse dieser Probleme sind in den ersten Arbeiten über adaptive Verfahren (Hogg (1967), Hogg (1974) u.a.) diskutiert worden (vgl. Büning (1985)). Es muss aber festgestellt werden, dass noch immer viele Probleme ungelöst oder unvollständig geklärt sind. P. Huber (1974) vertritt die Meinung, dass "man zuerst versuchen sollte, das Verhalten (der adaptiven Schätzer) sowohl theoretisch wie empirisch besser zu verstehen, bevor man wagt, sie in der Praxis zu verwenden".

In den folgenden Abschnitten diskutieren wir das Verhalten solcher adaptiver Verfahren hauptsächlich beim Schätzproblem. Wir beschränken uns auf das Schätzproblem, da bekanntlich aus der Effizienz der Schätzer beim Schätzproblem die Güte beim Testproblem beurteilt werden kann. Die Diskussion der adaptiven Verfahren ist für den Anwender dann von Vorteil, wenn diese neuen Methoden mit den allgemein üblichen Verfahren verglichen werden. Als mögliche Verfahren betrachten wir im folgenden Vergleich die robusten Methoden und die Ausreisser-Verfahren. Die folgenden Aussagen stützen sich sowohl auf theoretisch- wie auf Praxis-orientierte neuere Arbeiten. Im fünften Abschnitt werden schliesslich im Huber'schen Sinne auch einige theoretische Probleme der adaptiven Verfahren behandelt.

2. Robuste Methoden, Ausreisser-Behandlung und adaptive Verfahren

Aus der Praxis des Statistikers ist bekannt, dass die meisten mathematischen Modelle selten genau der realen Situation angepasst sind. Deshalb ist es angebracht, unter den gemachten Modellannahmen nicht immer das "beste", effizienteste Verfahren anzuwenden, sondern ein Verfahren zu wählen, das gute Effizienz auch unter Abweichungen vom postulierten Modell besitzt. Damit wird ein realistischeres Vorgehen gemeint, das sogenannt robuste, statistische Verfahren verwendet. Ihre Philosophie besteht darin, sich in einer gewählten Klasse von Modellen gegen das besonders schlechte Verhalten von bestimmten Verfahren bei gewissen Modellen zu schützen. Als Beispiel erinnern wir an das schlechte Schätzverhalten des Mittelwertes bei Verteilungen mit starken Tails.

Die robusten Verfahren befassen sich hauptsächlich mit Modifikationen der Methode der kleinsten Quadrate. Solche Modifikationen sind notwendig, um den Einfluss von Ausreissern oder schlechten Daten zu reduzieren. Es werden folgende Typen von robusten Lage-Schätzern unterschieden: M-, L-, R-Schätzer (Huber (1981)).

Ein Schätzer $\hat{\theta}$ heisst M-Schätzer für die Lage θ, falls dieser die Lösung von $\Sigma_{i=1}^{n} \Psi((x_i - \theta)/S) = 0$ ist, wobei x_i die Beobachtungen, Ψ eine reelle Funktion und S ein Skalenschätzer sind. Die M-Schätzer hängen wesentlich von der gegebenen Funktion Ψ ab. Verschiedene Vorschläge für Ψ wurden gemacht; in der grundlegenden Princeton-Arbeit (Andrews et al. (1972)) werden 68 robuste Schätzer unter 14 verschiedenen Modellannahmen auf ihr Verhalten bei kleinen Stichprobenumfängen $n = 5, 10, 20, 40$ (meistens nur 20) untersucht. Die bekanntesten M-Schätzer - verbunden mit guten Effizienzen - sind

Huber's Schätzer:

$$\Psi(x) = \begin{cases} -a & x < a \\ x & -a \leq x \leq a \\ a & a < x \end{cases}$$

mit $S = \text{median}|x_i - \tilde{x}|/(0.6745)$, $\tilde{x}$ Zentralwert der x_i

Hampel's Schätzer:

$$\Psi(x) = (\text{sign}\, x) \begin{cases} |x| & 0 \leq |x| < a \\ a & a \leq |x| < b \\ \frac{c - |x|}{c - b} \cdot a & b \leq |x| < c \\ 0 & c \leq |x| \end{cases}$$

Andrew's Schätzer:

$$\Psi(x) = \begin{cases} \sin(x/2.1) & |x| < (2.1) \cdot \pi \\ 0 & \text{sonst} \end{cases}$$

Die Princeton-Arbeit liefert die passenden Parameterwerte, damit diese M-Schätzer gute Effizienzen aufweisen in der Klasse der Verteilungen: Normalverteilung, kontaminierte Normalverteilungen, Verteilungen mit starken Tails (Cauchy); z.B.

Huber: H15: $a = 1.5$, H20: $a = 2.0$

Hampel:	12A:	$a = 1.2$	$b = 3.5$	$c = 8.0$
	17A:	$a = 1.7$	$b = 3.4$	$c = 8.5$
	21A:	$a = 2.1$	$b = 4.0$	$c = 8.2$

Als L-Schätzer werden Schätzer bezeichnet, die als Linearkombinationen der geordneten Stichprobenwerte $x_{(i)}$ definiert sind:

$$\hat{\theta} = \Sigma_{i=1}^{n} a_i\, x_{(i)} \qquad x_{(i)} \text{ i-kleinster Stichprobenwert.}$$

Bekannte L-Schätzer sind die getrimmten Mittelwerte $\bar{x}_\gamma$ (auch mit γ % bezeichnet) mit

$$a_i = \begin{cases} 1/(n-2[\gamma n]) & \gamma n < i < (1-\gamma)n+1 \\ 0 & \text{sonst} \end{cases} ,$$

der Zentralwert $\tilde{x}$ und die Winsorizierten Mittelwerte mit

$$a_i = \begin{cases} 1/n & [\gamma n]+2 < i < n-[\gamma n]-1 \\ (1+[\gamma n])/n & i = [\gamma n]+1 \;,\; n-[\gamma n] \\ 0 & \text{sonst} \end{cases}$$

R-Schätzer sind Schätzer, die aus Rang-Tests hergeleitet werden; sie wurden von Hodges und Lehmann (1963) eingeführt. Da eine einfache Familie von R-Schätzern fehlt, findet man diese auch nicht besonders in der Princeton-Arbeit vertreten. Bekannt ist etwa der Hodges/Lehmann-Schätzer:

$$\hat{\theta} = \text{median}\left(\frac{x_i + x_j}{2}\right) , \quad 1 \leq i \leq j \leq n .$$

Ausreisser-Verfahren sind Methoden, die versuchen, solche Werte in einer Stichprobe zu identifizieren, oder versuchen, den Einfluss solcher Werte bei den statistischen Verfahren zu verkleinern (Identification - Accommodation). Beckman und Cook (1983) definieren Ausreisser als Beobachtungen, die entweder den Untersucher besonders überraschen (d.h. die mit seinen Erwartungen nicht übereinstimmen) oder die nicht eine Realisierung der beobachteten Modellverteilung sind. Deshalb können auch die robusten Methoden zu der Klasse der Ausreisser-Verfahren gezählt werden. Die Ausreisser-Verfahren im engeren Sinne sind, im Unterschied zu den robusten Verfahren, demnach Methoden, die Ausreisser als solche identifizieren und diese beim Schätzen der Modellparameter nicht verwenden. Am bekanntesten sind solche Verfahren, die einen einzelnen Ausreisser identifizieren. Es wurden auch Ansätze vorgeschlagen zur simultanen/sequentiellen Identifikation von mehreren Ausreissern:

Tietjen und Moore's E_k - Statistik

$$E_k = s^2(S_k)\cdot(n-k-1) \,/\, (s^2(S_0)\cdot(n-1)) ,$$

wobei $s^2(S_k)$ die Varianz der Beobachtungen in der Teilmenge S_k

S_k = Menge der Stichprobenwerte x_i, nachdem sukzessive k-mal der am weitesten vom (sukzessiv getrimmten) Mittelwert entfernte Wert weggelassen wird,

S_0 = die ursprüngliche Stichprobenwertemenge.

Dies ist für $k > 1$ eine Verallgemeinerung des bekannten Ausreisser-Test-Verfahrens nach Grubbs (1950).

Extreme-studentized-deviate-(ESD)-Statistik

$$ESD_k = \max_{x_i \in S_{k-1}} |x_i - \bar{x}(S_{k-1})| \;/\; s(S_{k-1})$$

wobei $\bar{x}(S_{k-1})$ der Mittelwert bezüglich der Teilmenge S_{k-1} bedeutet.

Kurtosis-(KUR)-Statistik

$$KUR_k = (n-k+1) \; \Sigma_{x_i \in S_{k-1}} \; [x_i - \bar{x}(S_{k-1})]^4 \;/\; (s^2(S_{k-1}) \cdot (n-k))^2$$

Bei diesen Identifikationsmethoden sind hauptsächlich folgende theoretische Probleme zu lösen: richtige Identifikation von Ausreissern, falsche Identifikation von Nicht-Ausreissern, Anzahl von Ausreissern, kritische Testgrenzen, Einfluss auf Schätz- und Testmethoden. Für die Wahl von k sind simultane und sequentielle Verfahren und für die kritischen Grenzwerte sind Tabellen bereitgestellt (vgl. Rosner (1975), Hawkins (1980), Jain (1981)). Eine vorzügliche Uebersicht über die Ausreisserverfahren findet man in Beckman und Cook (1983). Sie vertreten auch die Meinung, dass die Identifikation von Ausreissern nicht zur Verbesserung von Schätzern benutzt werden sollte, sondern zum Verstehen von Variablen, die nicht der postulierten Modellverteilung entstammen. Da wir uns auf die Schätzprobleme beschränken, interessiert uns vor allem der Einfluss des Ausreisser-Testens auf die Parameterschätzung. Dazu sind nur wenige Arbeiten bekannt; Beckman und Cook erwähnen Dixon (1953), Anscombe (1960) und einige neuere Arbeiten von Guttmann (z.B. (1973)). Eine recht ausführliche Arbeit zu diesen Problemen wurde von Simonoff (1984) publiziert, auf die wir noch eingehen werden.

Wie in der Einleitung erwähnt, sind adaptive Verfahren zweistufig. Auf der 1. Stufe wird gemäss einer Selektor-Statistik entschieden, welche Schätz-/Test-Verfahren auf der 2. Stufe verwendet werden sollen. Beim Lage-Schätzproblem hat Hogg (1967) als Selektor die empirische Kurtosis verwendet. Da sich dabei schlechte Konvergenzeigenschaften zeigten, wurden (vgl. Hogg (1974, 1984) Tail-Masse Q_2 und Q_2^* vorgeschlagen: Sei

$$Q(\beta) = [\overline{U}(\beta) - \overline{L}(\beta)] \,/\, \overline{U}(\tfrac{1}{2}) - \overline{L}(\tfrac{1}{2})$$

mit $\beta \leqslant 0.5$, $\overline{U}(\beta)$ Mittelwert der $n\beta$ grössten Beobachtungen (falls $n\beta \notin \mathbb{N}$, so werden entsprechende Anteile der $x_{(i)}$ verwendet), $\overline{L}(\beta)$ Mittelwert der $n\beta$ kleinsten Beobachtungen, so sind

$$Q_2 = Q(0.05) \qquad \text{und} \qquad Q_2^* = Q(0.2) \;.$$

Entsprechend der Realisation dieser Statistiken wird ein getrimmter Mittelwert als Schätzer verwendet. Einfaches Beispiel: Falls man in der 1. Stufe feststellt, dass die Stichprobe einer short-tailed Verteilung entstammt, ist der Mittelwert der kleinsten und der grössten Beobachtung ein guter Lage-Schätzer; falls die Stichprobe einer long-tailed Verteilung (Cauchy) entstammt, eignet sich der Zentralwert als Schätzer; andernfalls kann der Mittelwert verwendet werden.

Die adaptiven Schätzverfahren nach Hogg (1974) sind

$$HG1 = \begin{cases} 37{,}5\ \% & \text{falls} \quad 3.2 < Q \\ 18.75\ \% & \qquad\quad 2.6 < Q_2 \leqslant 3.2 \\ \overline{x} & \qquad\quad 2.0 < Q_2 \leqslant 2.6 \\ OM & \qquad\qquad\quad Q_2 \leqslant 2.0 \end{cases}$$

wobei OM (Outermean) den Mittelwert der 25 % - kleinsten und 25 % - grössten Beobachtungen beizeichnet und

$$HG2 = \begin{cases} 37{,}5\ \% & \text{falls} \quad 1.87 < Q_2^* \\ 25\ \% & \qquad\quad 1.81 < Q_2^* \leqslant 1.87 \\ 12.5\ \% & \qquad\qquad\quad Q_2^* \leqslant 1.81 \end{cases}$$

HG1 wird verwendet, wenn auch Verteilungen mit kurzen Tails vorkommen können; sonst HG2. Werden in der Klasse von Verteilungen auch nicht-symmetrische zugelassen, so verwendet man zusätzlich noch ein Schiefe-Mass als Selektor, z.B. nach Hogg (1974) $Q_1 = (\overline{U}(\beta) - \overline{x}_\gamma) \,/\, (\overline{x}_\gamma - \overline{L}(\beta))$ mit $\beta = 0.05$, $\gamma = 0.25$.

Probleme, die man bei diesem adaptiven Vorgehen behandeln muss, sind neben den schon erwähnten: Wahl der Selektoren, Wahl der Schätz- / Test-Statistiken, Unterteilung der Selektorbereiche, Anzahl der Selektorbereiche resp. Verfahren in der 2. Stufe. Hogg hat im Laufe der Zeit eine grosse Zahl von adaptiven Verfahren vorgeschlagen. Falls sich in einer Vergleichsstudie gezeigt hat, dass seine adaptiven Verfahren nicht besonders vorteilhaft ausfielen, so hat er kurzerhand Modifikationen vorgeschlagen, ohne Verifikation der "Verbesserung". P. Huber's zitierte Ansicht in der Einleitung ist deshalb verständlich.

3. Vergleich der robusten Methoden mit Ausreisser-Verfahren

Ein simultaner Vergleich aller drei Verfahren existiert bis heute in der Literatur nicht. Wir stützen die folgenden Vergleichsresultate deshalb auf mehrere Arbeiten, die robuste Methoden mit Ausreisser-Verfahren oder mit adaptiven Verfahren vergleichen.

Wie schon angedeutet, sind robuste Methoden und Ausreisser-Techniken vom Konzept her verwandt. Hawkins (1980) behauptet aber, dass die Ausreisser-Verfahren eine bessere Strategie benutzen, da dadurch nur erwiesenermassen schlechte Daten ausser Betracht gelassen werden. Die konträre Meinung wird von Huber (1981) vertreten, der behauptet, dass robuste Methoden überlegen seien, da sie eine Beobachtung beliebig gewichten können: zwischen vollständiger Annahme und vollständiger Ablehnung. Eine Klärung dieses Konfliktes wurde von Relles und Rogers (1977) und besonders von Simonoff (1984) angestrebt.

Relles und Rogers (1977) verwenden nicht "objektive" Ausreisser-Verfahren, sondern subjektive Meinungen von Statistikern, um Ausreisser wegzutrimmen. Ihre Schlussfolgerung wurde als Titel ihrer Arbeit formuliert: "Statisticians are fairly robust estimators of location". Es erwies sich, dass die robusten Methoden (12A, AMT) gegenüber den subjektiven Trimm-Verfahren überlegen waren. Die Arbeit, die simulierte Stichproben ($n = 20$) aus der Klasse der (symmetrischen) t-Verteilungen (FG: 1, 8/7, 8/6, 8/5, 2, ... ∞) verwendete, zeigt weiter, dass subjektive Ausreisser-Verfahren mindestens 20 % weniger effizient sind als der beste betrachtete Schätzer (auch Bayes-Schätzer wurden zugelassen). Relles und Rogers empfehlen deshalb, einen bekannten robusten Schätzer zu verwenden oder, wenn Ausreisser-Verfahren mit getrimmtem Mittelwert verwendet werden, eine oder zwei Beobachtungen mehr wegzulassen als man sich subjektiv entscheidet.

Simonoff (1984) vergleicht nun objektive Ausreisser-Verfahren mit robusten Methoden. Modellverteilungen seiner Simulationsstudie sind symmetrisch und asymmetrisch kontaminierte Normalverteilungen. Die robusten

Methoden (AMT, 21A, 17A) wurden zum Vergleich verwendet, da sie aufgrund der Princeton-Arbeit bezüglich symmetrischer Kontamination empfohlen wurden. Deshalb sind von den 28 untersuchten Schätzverfahren (16 Ausreisser-Verfahren, 12 robuste Methoden) bei symmetrischer Kontamination auch in Simonoff's Arbeit die Schätzer: 10 %, 25 %, H12, H15, AMT, 21A, 17A sehr effizient. Von den Ausreisser-Verfahren sind die sequentiellen ESD und KUR (zu $\alpha = 5\ \%$) am effizientesten. Beschränken wir uns auf schwache Kontamination, so sind besonders H12, 25 %, 10 % und H15 effizient; hingegen nicht bei starker Kontamination. In diesem Fall eignen sich besser die Verfahren AMT, 21A, 17A und ESD, KUR, die auch bei schwacher Kontamination nur wenig ineffizienter sind als etwa H12. Im speziellen wird festgestellt, dass das populäre Dixon-Ausreisser-Verfahren uniform den ESD und KUR-Verfahren unterliegt.

Soll hingegen der Mittelwert der ursprünglichen Verteilung bei asymmetrischer Kontamination geschätzt werden, so zeigen sich wesentlich verschiedene Verhalten der Schätzer. Dabei spielt der Bias eine untergeordnete Rolle. Eine frühere Arbeit von Ansell (1973) erwähnte, dass in diesem asymmetrischen Fall der Zentralwert eine besonders gute Effizienz aufweist. Wiederum erweist sich die im symmetrischen Fall erwähnte Gruppe von guten Schätzern als geeignet, da sich die anderen wesentlich schlechter verhalten; auch der Zentralwert ist bezüglich der Effizienz unterlegen. Die Ausreisser-Verfahren eignen sich aber nur bei kleinem Kontaminationsanteil und sind deshalb bei asymmetrischer Kontamination generell kaum zu empfehlen. Bei den robusten Schätzern dominiert besonders 17A, wobei allgemein beobachtet wird, dass der Kontaminationsanteil einen sehr starken Einfluss auf die Effizienz ausübt (nicht additiver Zuwachs der Variabilität sondern eher multiplikativ). Simonoff stellt weiter fest, dass bei asymmetrischer Kontamination der 25 % - getrimmte Mittelwert empfehlenswerter ist als der 10 % - getrimmte. Dies ist intuitiv leicht verständlich, denn der 10 % - getrimmte Mittelwert wird bei starkem Kontaminationsanteil von nicht-getrimmten Ausreissern beeinflusst. Zusammengefasst empfiehlt Simonoff die Verwendung folgender Verfahren in Abhängigkeit des Kontaminationsanteils und des Stichprobenumfanges (Tab. 1).

Tabelle 1
Effizienteste Schätzmethoden

Kontaminations-anteil	Stichprobenumfang n klein Symm.	Asymm.	n gross Symm.	Asymm.
klein	H15, ESD 10 %	ESD, AMT 10 %, 21A	KUR, ESD H15, AMT	ESD, KUR AMT
gross	AMT, 21A	17A, H12	21A, AMT	17A, 25 %

Es ist natürlich zu bemerken, dass robuste Schätzer bei symmetrischen Verteilungen konstruiert wurden und deshalb bei vorhandener Asymmetrie weniger effizient sind. Eine Verbesserungsmöglichkeit besteht leicht mit asymmetrisch getrimmten Mittelwerten. Ausreisser-Verfahren hingegen sind nicht an diese Voraussetzungen gebunden. Entscheidend bei der Effizienz-Beurteilung der Schätz-Verfahren ist, welche Ausreisser sie weglassen und nicht wieviele Ausreisser. Deshalb ist man von der Tatsache überrascht, dass die Ausreisser-Verfahren im asymmetrischen Fall nicht besonders wirksam sind.

4. Vergleich der robusten Methoden mit adaptiven Verfahren

Die ersten adaptiven Schätzer von Hogg (1967), Jaeckel (1971) und Johns (in Andrews et al. (1972)) wurden in die Princeton-Studie miteinbezogen. Tukey stellte dabei die Behauptung auf, dass die "marktschreierischen" adaptiven Statistiken erst bei grossen Stichproben ($n \geq 50$) zu ihrer Bedeutung kämen. Der Schätzer von Johns (adaptiv gewichtetes Mittel von zwei γ_1 resp. γ_2 getrimmten Mittelwerten) kann durchaus auch bei kleinen Umfängen ziemlich erfolgreich (im Vergleich mit robusten Schätzern) eingestuft werden. Zudem muss bezüglich der von Hogg vorgeschlagenen Schätzer richtig gestellt werden, dass diese für die Lageschätzung von Verteilungen einer grösseren Klasse vorgeschlagen wurden. Denn die Princeton-Studie betrachtet keine Verteilungen mit kurzen Tails (z.B. rechteckige Verteilung). Dass Verteilungen mit kurzen Tails in der Praxis auftreten können, wird neben Hogg (1974) auch von

D.R. Cox und G.E.P. Box (in Anscombe (1967)) vertreten.

Die heute bekannten adaptiven Schätzer stehen in Abhängigkeit zur Klasse von Verteilungen, zu Selektormassen für Tails, Schiefe, Peakedness; entsprechend der Wahl der Selektoren und der Schätzfunktionen wird der Entscheidungsbereich der 1. Stufe in 3, 4 oder mehr Teilbereiche unterteilt; diese Anzahl wird z.T. auch vom Umfang n abhängig gemacht. Leider sind diese verbesserten, veränderten oder erweiterten adaptiven Schätzer eingeführt worden, ohne gleichzeitig das Verständnis über das Verhalten dieser Verfahren zu vertiefen. Dadurch wird der Anwender eher verunsichert, als dass er mit einer intuitiv verständlichen, sehr attraktiven Methode vertraut gemacht wird.

Die Princeton-Studie wurde in gewissem Sinne von Wegmann und Carroll (1977) durch Einbezug zusätzlicher symmetrischer Verteilungen (mit kurzen Tails) und neuer Schätzwerte (adaptive hampels) erweitert. Weil die getrimmten Mittelwerte nicht vorbehaltlos die geeignete Klasse von Schätzstatistiken ist, führten die beiden Autoren ein adaptives Verfahren unter Verwendung von hampel-Statistiken (12A, 17A, 21A, u.a.) ein. Sie stellten in ihrer Simulationsstudie ($n = 20$) fest, dass bei Verteilungen mit kurzen Tails (N.V. kontaminiert mit Rechtecks-Verteilung) der Outermean der Schätzer mit kleinster Varianz ist. Einzig der Hogg'sche adaptive Schätzer HG1 (der Verteilungen mit kurzen Tails miteinbezieht, mit Outermean als Schätzer) kann knapp mithalten. Robuste Schätzer (Hampel, Huber) weisen wesentlich grössere Varianzen auf. Bei den anderen Verteilungen (N.V. und Kontaminierte N.V.) zeigen sich natürlich die guten Eigenschaften der robusten und adaptiven Schätzer, die schon von der Princeton-Arbeit her bekannt sind. Positiv erweist sich die Adaption von Hampel-Schätzern, auch wenn diese nicht gleichmässig die nicht-adaptiven Hampel dominieren. Die Adaption verhindert noch besser die möglichen Fehlschätzungen: "If hampels are good, adaptive hampels are better" (p. 810). Unbefriedigend sind die Lösungen aber noch für Verteilungen mit kurzen Tails. Deshalb korrigieren Wegmann und Carroll die Aussage von Tukey (s. o.) durch: "Blatantly adaptive estimators perform at least as well as nonadaptors for sample sizes less than 40".

Wie schon erwähnt, ist die Klasse der getrimmten Mittelwerte nicht bei allen Verteilungen geeignet zur Schätzung der Lage. Beispielsweise hat der optimal getrimmte Mittelwert bei der Cauchy-Verteilung nur eine asymptotische Effizienz von 88 %. Verwandte nicht-adaptive Schätzverfahren erreichen etwa die gleich grosse Effizienz. Deshalb können unter solchen Umständen grosse Verbesserung der Effizienz durch Adaption nicht erwartet werden.

Analog ist die Situation beim adaptiven nicht-parametrischen Zwei-Stichprobenproblem (Hogg/Fisher/Randles (1975)); dabei werden adaptiv nicht-parametrische Tests (Wilcoxon, Median, Gastwirth, Hogg/Fisher/Randles u.a.) verwendet. Aus der ausführlichen Simulationsstudie von Büning (1983) bei kleinen Stichproben (10 - 20) kann man feststellen, dass die Güte des adaptiven Tests nur wenige Prozent besser ist als diejenige des Wilcoxon-Testes (hauptsächlich im Fall der rechteckigen und exponentiellen Verteilungen). Aehnliche Resultate findet man wieder im adaptiven Ein-Stichprobenfall (Jones (1977)) und im k-Stichprobenfall geordneter Alternativen (Magel und Wright (1984)). Ansätze der Adaption bei der linearen Regression findet man in Hogg (1974) und Harter (1977).

Die theoretischen Kenntnisse über adaptive Verfahren sind noch zu wenig detailliert vorhanden, um abschliessende Schlussfolgerungen über den Nutzen der Adaption zu ziehen. Einen erwähnenswerten Beitrag hierzu liefert Parr (1982), der beweist, dass unter gewissen Bedingungen eine adaptive L-Statistik die gleiche asymptotische Verteilung besitzt wie eine korrespondierende nicht-adaptive L-Statistik und dass der Unterschied asymptotisch vernachlässigbar ist. Dass aber zu gegebener Familie von Verteilungen ($f(x) = \exp(-|x|^{\tau}) / 2\Gamma((1+\tau) / \tau)$, $\tau \geqslant 1$) eine asymptotisch effiziente Adaption von getrimmten Mittelwerten möglich ist, zeigt Prestcott (1978). Hingegen finden wir bei kleinen Umfängen noch zu viele Probleme der Adaption ungelöst: das Verhalten der Selektormasse, auf die wir im nächsten Abschnitt noch eingehen werden, das adaptive Trimmen bei asymmetrischen Verteilungen (vgl. Tiku (1982)), das Verhalten der adaptiven und robusten Schätzer bei schwach korrelierten Daten (vgl. Wegmann und Carroll (1977)).

5. Die Selektormasse

Aufgrund der vorangehenden Darlegungen lässt sich vermuten, dass die Selektormasse bei kleineren Stichproben die Parameter Schiefe resp. Tails nicht besonders selektiv bestimmen. Da die Güte der adaptiven Verfahren besonders von der Güte der Selektormasse abhängig ist, sollten deshalb die Stichprobenverteilungen dieser Masse analysiert werden.

Wegen den analytischen Schwierigkeiten wurden in einer Monte-Carlo-Studie (von je 2000 Simulationen) die Verteilungen der Schiefe-Masse Q_1, M_1, B (Bowley) und der Tails-Masse Q_2, M_2 untersucht, wobei

$$M_1 = (x_{0.975} - x_{0.50}) \,/\, (x_{0.5} - x_{0.025})$$
$$B = (x_{0.75} + x_{0.25} - 2x_{0.5}) \,/\, (x_{0.75} - x_{0.25})$$
$$M_2 = (x_{0.975} - x_{0.025}) \,/\, (x_{0.875} - x_{0.125})$$

mit x_p Schätzwert des p-Quantils (vgl. Büning (1985)),

$x_p = (1-g)x_{(j)} + gx_{(j+1)}$ und

$j = [(n+1)\cdot p]$, $g = (n+1)\cdot p - j$.

Als Verteilungsfunktion der Beobachtungswerte x_i wurden die Gleichverteilung auf [-1,+1], die Normalverteilung, die Doppel-Exponentialverteilung und für gewisse zusätzliche Betrachtungen auch die Cauchy-Verteilung resp. die Exponentialverteilung ausgewählt. Als Simulationsmittel wurde die approximative Methode von Ramberg und Schmeiser (1974) über die Tukey-λ-Familie verwendet. Die simulierten Stichprobenverteilungen wurden unter verschiedenen Kriterien miteinander verglichen. Als Kriterien wurden das Verhalten der Bias, der Varianzen, der 10 % resp. 90 % Quantilwerte und der Häufigkeit "richtiger" Entscheidungen benutzt.

Schiefe-Masse

Aus der Tabelle 2 erkennen wir, dass die Masse Q_1 und M_1 nicht erwartungstreue Schätzer sind und dass der Bias mit wachsendem Umfang erwartungsgemäss kleiner wird. Da der Bias bei den symmetrischen Verteilungen positiv ist, wird somit die Schiefe eher überschätzt. Dies wird auch durch die Quantilwerte und die schiefe (linkssteile) Form der Stichprobenverteilungen belegt. Bei der asymmetrischen (linkssteilen) Exponentialverteilung wird die Schiefe im Mittel unterschätzt (negative Bias). Der Bowley-Schätzer B besitzt bei symmetrischen Verteilungen eine fast symmetrische Stichprobenverteilung, ist erwartungstreu, weist aber im Unterschied zu den Q_1- und M_1-Massen eine langsamere Konvergenzgeschwindigkeit auf.

Um auch eine quantitative Beurteilung des Biasgewichtes zu ermöglichen, wurden die Verhältnisse Bias / Standardabweichung verwendet. Die Figur 1 zeigt, dass das Q_1-Mass diesbezüglich eine kleinere Verfälschung bei den drei symmetrischen Verteilungen aufweist. Dies gilt auch bei der asymmetrischen Exponentialverteilung. Generell kann festgestellt werden, dass M_1 und Q_1 auf ähnliche Art von den Stichprobenwerten x_i beeinflusst werden; denn die Korrelationskoeffizienten von M_1 und Q_1 bewegen sich zwischen 0.90 und 0.98, je nach Umfang und Verteilungsfunktion (vgl. Fig. 2).

Damit die Masse bei gegebener Stichprobe die richtige adaptive Selektion ermöglichen, sollten sie bei bekannter Verteilungsfunktion relativ häufig diesen Verteilungstyp erkennen. Um einen ausgewogenen Vergleich zu ermöglichen, wurde bei allen Schiefe-Massen als Grenzwert der entsprechende Wert der χ^2 - Verteilung mit 9 Freiheitsgraden verwendet, d.h.

$$\text{für } Q_1\text{: } 2.0 \text{ , für } M_1\text{: } 1.9 \text{ , für B: } 1.1 \text{ .}$$

Die Tab. 3 zeigt die Häufigkeiten dieser "richtigen" Entscheidungen; bei allen drei symmetrischen Verteilungen weist das Q_1-Mass die grösseren Häufigkeiten auf. Deshalb lässt sich folgern, dass die adaptiven Verfahren unter Verwendung eines Schiefe-Masses wie M_1 oder B nicht verbessert werden können.

In bezug auf das 2 - Stichprobenproblem ist besonders das Verhalten der Schiefe-Masse unter der Alternative von Bedeutung. Gemäss dem Vorschlag von Hogg, Fisher und Randles (1975) werden in diesem Fall die Selektor-Masse bezüglich der aus beiden Stichproben zusammengelegten Datei berechnet. Je nach Alternative entstammt diese Datei einer verschiedenartigen Mischverteilung. Sind bei symmetrischen Modellverteilungen beide Stichprobenumfänge gleich gross, so wird durch die Lage-Alternative eher eine Stabilisierung der Schiefe-Masse erwirkt (denn die Mischverteilungen sind noch symmetrisch). Dies gilt aber nicht bei schiefen Modellverteilungen der beiden Stichproben; der Bias wird sehr stark beeinflusst (Tab. 6). Bei ungleichen Umfängen wird je nach Verhältnis der beiden der Bias vergrössert (wegen schiefen Mischverteilungen) (vgl. Hüsler (1985)).

Tails-Masse

Die beiden untersuchten Tails-Masse Q_2 und M_2 sind nicht erwartungstreu und der Bias nimmt mit wachsendem Umfang schneller ab als die Variabilität (vgl. Tab. 5 / Fig. 3). Generell besitzt das M_2-Mass bei kleinen Stichprobenumfängen folgende nachteilige Eigenschaft: Mit der oben definierten Form der x_p-Schätzung gilt:

$$M_2 \equiv 1 \quad \text{für } n \leq 7, \quad \text{und}$$

$$1 \leq M_2 \leq c_n \quad \text{für } 8 \leq n \leq 14, \text{ wobei}$$

n	8	9	10	11	12	13	14
c_n	1.14	1.33	1.60	2.0	2.66	4	8

Deshalb kann M_2 bestehende starke Tails bei kleinen Umfängen überhaupt nicht entdecken. Weiter gilt für $n \leq 39$, dass der Zähler von M_2 immer gleich $x_{(n)} - x_{(1)}$ ist; erst für $n \geq 40$ werden nicht mehr nur die extremsten Beobachtungen verwendet. Dadurch erklärt sich auch ein Teil des nicht-monotonen Konvergenzverhaltens in der Simulationsstudie und die sehr schlechten Werte bei $n = 10$ in den folgenden Tabellen und Figuren. Die Stichprobenverteilung der beiden Masse sind ziemlich symmetrisch. Der Bias im Verhältnis zur Standardabweichung ist beim Q_2-Mass im allgemeinen kleiner als beim M_2-Mass, bei der Normal- und Doppelt-Exponentialverteilung grösser als bei der Gleichverteilung, bei der Doppelt-Exponentialverteilung grösser als bei der Exponentialverteilung.

Zum Vergleich der richtigen Entscheidungen wurden als Grenzwerte die Werte bei der Dreiecksverteilung (zwischen Gleich- und Normalverteilung) und bei der t-Verteilung mit 6 Freiheitsgraden (zwischen Normal- und Doppelt-Exponential-Verteilung) verwendet; die Grenzwerte lauten

$$\text{für } M_2\text{: } 1.55 \text{ und } 1.92\,, \quad \text{für } Q_2\text{: } 2.37 \text{ und } 2.95\,.$$

Die Tab. 4 zeigt wieder ein ähnliches Verhalten, nämlich dass die Tails-Masse generell zu vorsichtig die Stärke der Tails schätzen und deshalb schlecht selektionieren würden; dies hängt mit dem Bias und den gewählten Grenzwerten zusammen; man müsste deshalb als Grenzwerte die Erwartungswerte von M_2 resp. Q_2 bei der Dreiecksverteilung und der t(6)-Verteilung zu gegebenem Stichprobenumfang verwenden. Damit würde aber das adaptive Verfahren bedeutend schwerfälliger.

Im Unterschied zu den Schiefe-Massen sind die Tails-Masse offensichtlich von der Stärke der Alternative beim 2-Stichprobenproblem abhängig (Tab. 7). Die Tails werden im Mittel je nach Verteilung überschätzt (Gleichverteilung) oder unterschätzt (Doppelt-Exponentialverteilung). Zwischen den beiden Massen besteht auch eine starke lineare Abhängigkeit ($r = 0.7 - 0.9$).

Tabelle 2: Stichprobenverteilung der Selektormasse: Schiefe

Gleichverteilung

Q1	$\bar{x}$	s	$x_{0.1}$	$x_{0.9}$
n=10	1.16	0.67	0.50	1.97
15	1.10	0.50	0.57	1.72
20	1.07	0.41	0.63	1.62
25	1.06	0.36	0.66	1.52
30	1.05	0.32	0.69	1.40
40	1.04	0.27	0.72	1.39

M1	$\bar{x}$	s	$x_{0.1}$	$x_{0.9}$
n=10	1.25	0.93	0.44	2.30
15	1.17	0.72	0.47	2.11
20	1.11	0.52	0.58	1.80
25	1.10	0.47	0.59	1.74
30	1.08	0.41	0.62	1.61
40	1.06	0.33	0.66	1.50

B	$\bar{x}$	s	$x_{0.1}$	$x_{0.9}$
n=10	0.008	0.34	-0.44	0.46
15	-0.005	0.34	-0.44	0.45
20	-0.005	0.27	-0.35	0.36
25	0.001	0.26	-0.34	0.35
30	0.002	0.23	-0.30	0.30
40	-0.003	0.21	-0.27	0.27

Normalverteilung

Q1	$\bar{x}$	s	$x_{0.1}$	$x_{0.9}$
n=10	1.16	0.69	0.50	2.01
15	1.12	0.54	0.55	1.83
20	1.09	0.47	0.60	1.70
25	1.07	0.40	0.64	1.59
30	1.06	0.36	0.65	1.57
40	1.04	0.30	0.71	1.44

M1	$\bar{x}$	s	$x_{0.1}$	$x_{0.9}$
n=10	1.22	0.85	0.46	2.20
15	1.15	0.65	0.52	1.94
20	1.11	0.52	0.58	1.77
25	1.09	0.46	0.60	1.68
30	1.08	0.42	0.62	1.64
40	1.06	0.35	0.66	1.54

B	$\bar{x}$	s	$x_{0.1}$	$x_{0.9}$
n=10	0.008	0.32	-0.44	0.44
15	0.001	0.32	-0.42	0.43
20	-0.003	0.26	-0.34	0.35
25	-0.005	0.25	-0.33	0.33
30	0.001	0.23	-0.29	0.30
40	-0.002	0.20	-0.26	0.26

Doppelt-Exponentialverteilung

Q1	$\bar{x}$	s	$x_{0.1}$	$x_{0.9}$
n=10	1.25	0.92	0.44	2.40
15	1.20	0.78	0.47	2.17
20	1.18	0.73	0.50	2.06
25	1.14	0.60	0.53	1.93
30	1.12	0.55	0.55	1.84
40	1.09	0.45	0.61	1.69

M1	$\bar{x}$	s	$x_{0.1}$	$x_{0.9}$
n=10	1.30	1.06	0.39	2.55
15	1.23	0.87	0.46	2.26
20	1.20	0.76	0.49	2.10
25	1.17	0.69	0.50	2.04
30	1.16	0.66	0.51	1.98
40	1.13	0.57	0.54	1.87

B	$\bar{x}$	s	$x_{0.1}$	$x_{0.9}$
n=10	0.008	0.33	-0.44	0.45
15	0.001	0.32	-0.43	0.44
20	-0.001	0.26	-0.34	0.36
25	-0.001	0.25	-0.33	0.33
30	0.001	0.23	-0.30	0.30
40	-0.002	0.20	-0.26	0.25

Exponentialverteilung

Q1	$\bar{x}$	s	$x_{0.1}$	$x_{0.9}$
n=10	3.58	2.50	1.31	6.70
15	3.96	2.32	1.71	6.93
20	4.31	2.23	2.11	7.12
25	4.33	1.97	2.23	6.98
30	4.29	1.81	2.35	6.62
40	4.42	1.58	2.69	6.54

M1	$\bar{x}$	s	$x_{0.1}$	$x_{0.9}$
n=10	4.23	3.36	1.29	8.36
15	4.65	3.20	1.74	8.43
20	4.82	2.75	2.18	8.22
25	5.15	2.73	2.36	8.81
30	5.24	2.63	2.55	8.52
40	5.54	2.40	3.03	8.79

B	$\bar{x}$	s	$x_{0.1}$	$x_{0.9}$
n=10	0.27	0.32	-0.17	0.67
15	0.25	0.32	-0.19	0.65
20	0.26	0.26	-0.09	0.58
25	0.26	0.24	-0.07	0.57
30	0.26	0.22	-0.03	0.55
40	0.26	0.20	-0.01	0.50

Tabelle 3: "richtige" Selektion durch die Schiefe-Masse (in %):

Gleichverteilung

n	10	15	20	25	30	40
Q1	90	94	97	98	99	99.5
M1	84	87	92	94	96	98
B	60	62	65	66	67	70

Normalverteilung

n	10	15	20	25	30	40
Q1	90	93	96	97	98	99
M1	85	89	93	94	95	98
B	60	63	66	67	69	71

Doppelt-Exponentialverteilung

n	10	15	20	25	30	40
Q1	85	87	89	91	93	96
M1	81	84	87	87	89	91
B	60	64	65	67	68	71

Exponential-Verteilung

n	10	15	20	25	30	40
Q1	72	84	92	94	96	99
M1	78	88	94	96	98	99.5
B	71	68	72	74	75	77

Grenzwerte bei der X^2-Verteilung mit 9 FG.

Tabelle 4: "richtige" Selektion durch die Tails-Masse (in %):

Gleichverteilung

n	10	15	20	25	30	40
Q2	95	95	96	98	99	99
M2	100	97	98	98	98	99

Normalverteilung

n	10	15	20	25	30	40
Q2	19	34	46	51	53	64
M2	0	20	31	40	44	48

Doppelt-Exponentialverteilung

n	10	15	20	25	30	40
Q2	6	20	34	33	34	42
M2	0	20	30	45	55	72

Exponential-Verteilung (mit $M2 \in (1.55, 1.92)$, $Q2 \in (2.37, 2.95)$)

n	10	15	20	25	30	40
Q2	22	32	37	41	45	52
M2	0	18	26	28	31	30

Grenzwerte bei der Dreiecksverteilung und der t-Verteilung mit 6 FG.

Tabelle 5: Stichprobenverteilungen der Selektormasse: Tails

Gleichverteilung

Q2	$\bar{x}$	s	$x_{0.1}$	$x_{0.9}$
n=10	1.83	0.28	1.50	2.22
15	1.90	0.26	1.60	2.30
20	1.92	0.23	1.65	2.23
25	1.91	0.20	1.66	2.16
30	1.90	0.18	1.68	2.15
40	1.91	0.16	1.72	2.12

M2	$\bar{x}$	s	$x_{0.1}$	$x_{0.9}$
n=10	1.09	0.06	1.03	1.17
15	1.18	0.14	1.04	1.40
20	1.22	0.12	1.09	1.38
25	1.24	0.12	1.11	1.40
30	1.26	0.12	1.13	1.41
40	1.27	0.11	1.15	1.42

Normalverteilung

Q2	$\bar{x}$	s	$x_{0.1}$	$x_{0.9}$
n=10	2.11	0.35	1.68	2.58
15	2.32	0.37	1.88	2.82
20	2.46	0.38	2.00	2.97
25	2.46	0.33	2.07	2.89
30	2.45	0.29	2.10	2.84
40	2.52	0.27	2.20	2.87

M2	$\bar{x}$	s	$x_{0.1}$	$x_{0.9}$
n=10	1.15	0.08	1.05	1.25
15	1.42	0.31	1.12	1.84
20	1.54	0.28	1.22	1.92
25	1.66	0.32	1.30	2.07
30	1.72	0.32	1.37	2.15
40	1.84	0.31	1.47	2.26

Doppelt-Exponentialverteilung

Q2	$\bar{x}$	s	$x_{0.1}$	$x_{0.9}$
n=10	2.26	0.41	1.75	2.84
15	2.57	0.50	1.99	3.22
20	2.80	0.56	2.16	3.56
25	2.81	0.49	2.25	3.47
30	2.82	0.44	2.30	3.40
40	2.92	0.40	2.44	3.47

M2	$\bar{x}$	s	$x_{0.1}$	$x_{0.9}$
n=10	1.18	0.09	1.06	1.30
15	1.61	0.50	1.15	2.26
20	1.78	0.50	1.29	2.43
25	2.00	0.59	1.41	2.74
30	2.11	0.59	1.50	2.89
40	2.33	0.62	1.66	3.17

Exponentialverteilung

Q2	$\bar{x}$	s	$x_{0.1}$	$x_{0.9}$
n=10	2.19	0.47	1.66	2.85
15	2.46	0.55	1.84	3.22
20	2.64	0.61	1.98	3.50
25	2.66	0.54	2.05	3.39
30	2.66	0.49	2.10	3.33
40	2.74	0.44	2.22	3.36

M2	$\bar{x}$	s	$x_{0.1}$	$x_{0.9}$
n=10	1.16	0.10	1.04	1.31
15	1.56	0.58	1.08	2.27
20	1.70	0.56	1.19	2.37
25	1.88	0.67	1.25	2.70
30	1.96	0.64	1.34	2.78
40	2.13	0.66	1.46	2.99

Tabelle 6: Bias der Schiefe-Masse beim 2-Stichprobenfall unter Lage-Alternativen: $\theta_i^* = \theta_i \cdot \sigma$, $i = 1,\ldots,4$. $\theta_i = 0$, .3, .6, 1.0. σ Standardabweichung der Modellverteilung, gleiche Umfänge $m = n$.

Exponentialverteilung

n		10	15	20
Q1	θ1	-0.23	-0.28	-0.14
	θ2	-0.89	-0.95	-0.83
	θ3	-1.60	-1.63	-1.53
	θ4	-2.20	-2.22	-2.13
M1	θ1	0.39	0.76	1.06
	θ2	-0.45	-0.21	0.08
	θ3	-1.31	-1.08	-0.81
	θ4	-2.08	-1.86	-1.65

Tabelle 7: Bias der Tails-Masse beim 2-Stichprobenfall unter Lage-Alternativen: $\theta_i^* = \theta_i \cdot \sigma$, $i = 1,\ldots,4$. $\theta_i = 0$, .3, .6, 1.0. σ Standardabweichung der Modellverteilung, gleiche Umfänge $m = n$.

Gleichverteilung

n		10	15	20
Q2	θ1	0.023	0.001	0.010
	θ2	0.067	0.050	0.065
	θ3	0.155	0.143	0.166
	θ4	0.258	0.250	0.275
M2	θ1	-0.051	-0.009	0.005
	θ2	-0.021	0.041	0.067
	θ3	0.032	0.119	0.159
	θ4	0.072	0.171	0.205

Doppelt-Exponentialverteilung

n		10	15	20
Q2	θ1	-0.258	-0.247	-0.145
	θ2	-0.277	-0.261	-0.162
	θ3	-0.330	-0.309	-0.215
	θ4	-0.438	-0.412	-0.330
M2	θ1	-0.217	0.109	0.322
	θ2	-0.233	0.090	0.307
	θ3	-0.268	0.050	0.256
	θ4	-0.330	-0.038	0.143

Figur 1: Normierte Bias von M1 und Q1. n = 10, 15, 20, 25, 30, 40.
V1 = Gleichverteilung V2 = Normalverteilung
V3 = Doppelt-Exponentialverteilung V5 = Exponentialverteilung

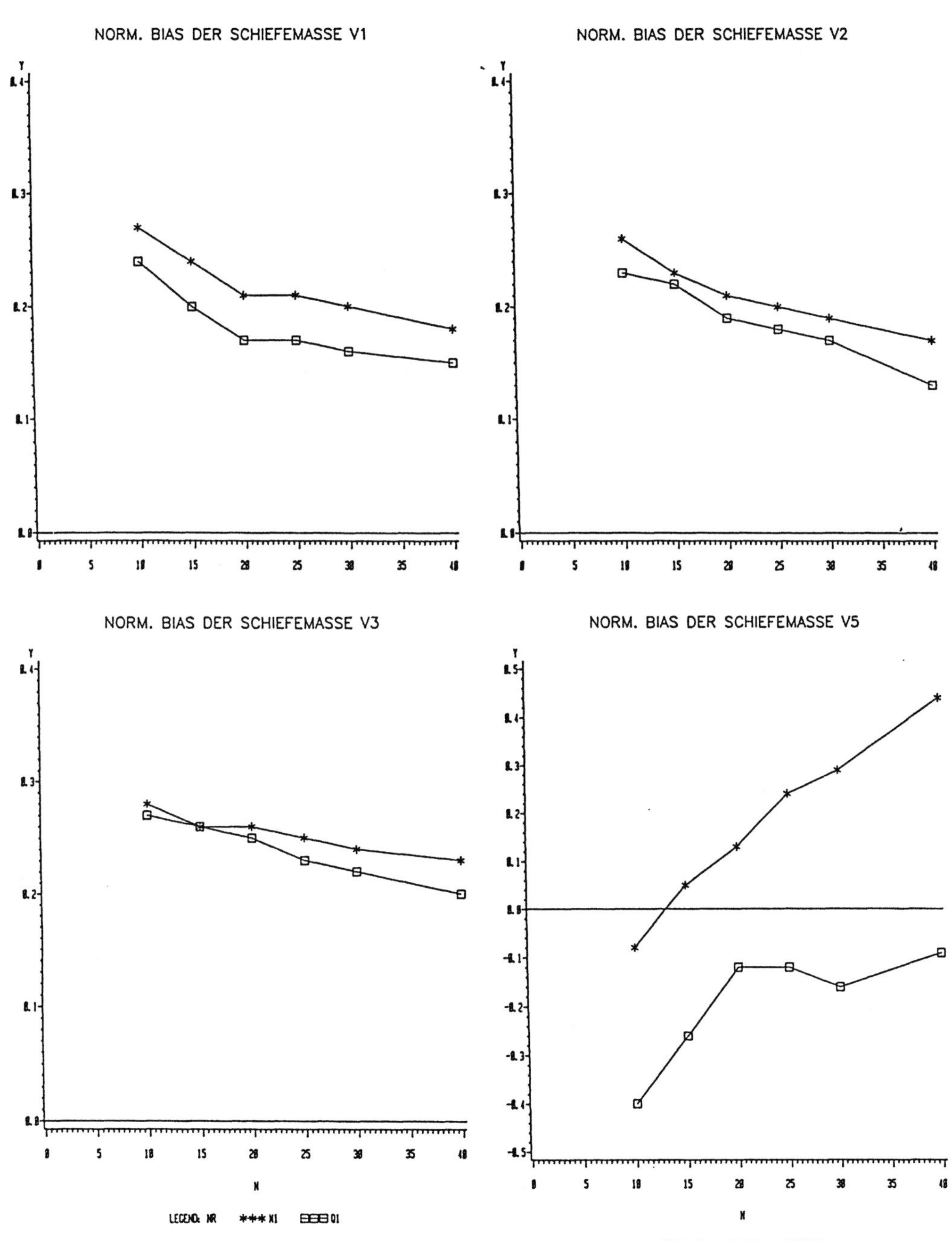

<u>Figur 2:</u> Punktediagramm der Schiefemasse M1 und Q1, $n = 20$, Normalverteilung, 2000 simulierte Werte, $r = 0.96$.

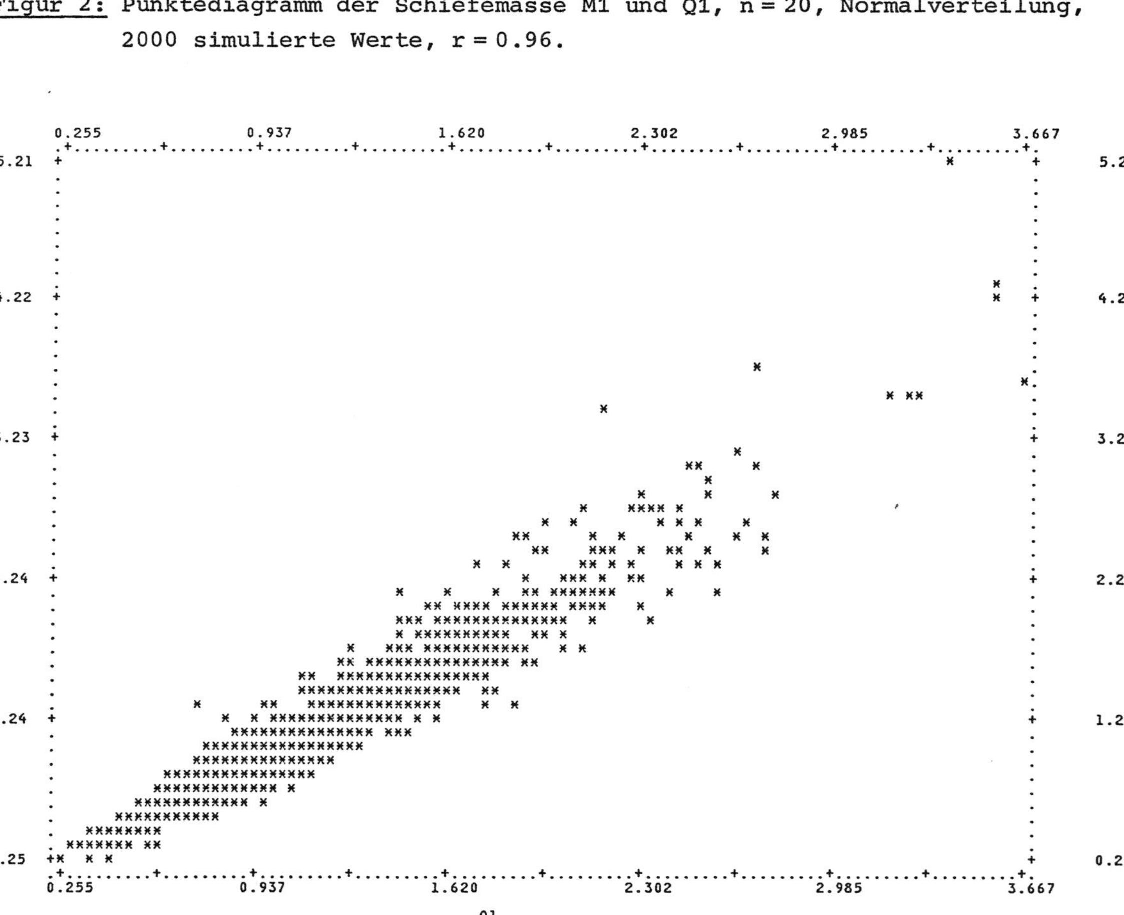

Figur 3: Normierte Bias von M2 und Q2. n = 10, 15, 20, 25, 30, 40.
V1 = Gleichverteilung V2 = Normalverteilung
V3 = Doppelt-Exponentialverteilung V5 = Exponentialverteilung

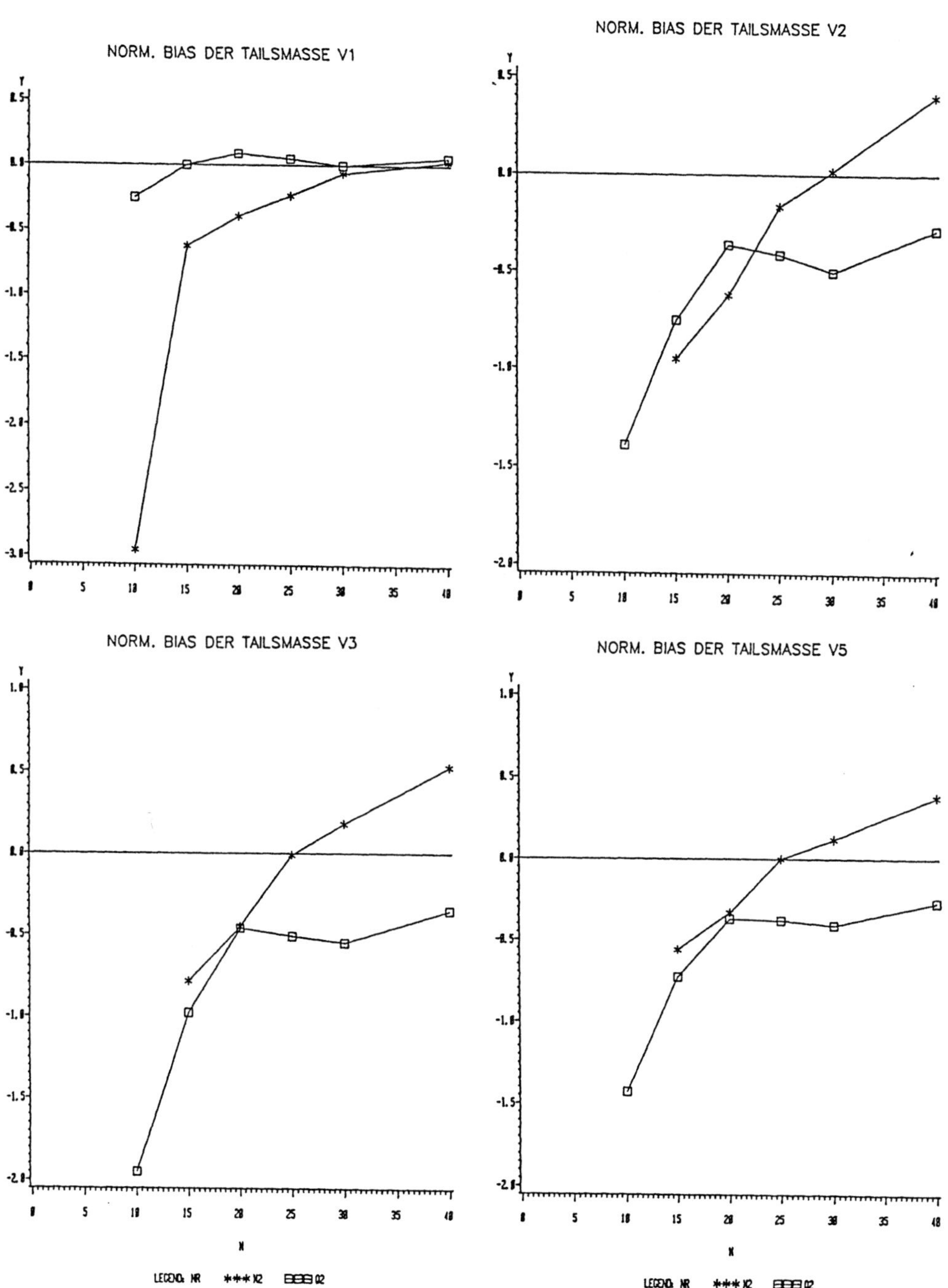

6. Anwendbarkeit

Trotz der grossen und expandierenden Literatur über robuste Statistik, adaptive Methoden und Ausreisser-Verfahren verwenden viele Statistiker in Anwendungsproblemen immer noch die traditionellen Methoden. Als Gründe dieser Tatsache kann man einerseits erwähnen, dass bei manchem nicht-traditionellen Verfahren die Statistiken und ihre Varianzen nicht mit einfachen Mitteln berechenbar sind. Dies steht auch in Verbindung zur Tatsache, dass in den üblichen bekannten Computer-Bibliotheksprozeduren keine oder nur ganz wenige dieser neueren Methoden eingebaut sind. Der Anwender hat also sich selbst die Programme bereitzustellen. Weiter kann man beobachten, dass viele Statistiker mit diesen neueren Verfahren nicht vertraut sind; dass es so viele verschiedene Vorschläge bei den robusten und den adaptiven Schätzstatistiken gibt, trägt sicherlich auch nicht dazu bei, dass der Anwender eine gute Wahl treffen kann. Die in den vorangehenden Abschnitten diskutierten theoretischen Untersuchungen schränken die Auswahl möglicher Verfahren wohl ein, aber zu wenig stark; abgesehen von den Ausreisser-Verfahren, die beim Schätzproblem weniger geeignet sind, können etwa 6 - 8 robuste Schätzer und sicherlich auch einige adaptive Schätzer empfohlen werden.

Andererseits argumentiert der Anwender, dass in der Praxis keine Cauchy-verteilte Zufallsvariablen vorkommen und dass die Simulationsstudien, die Verteilungen mit starken Tails einbeziehen, unrealistisch seien und deshalb für die Praxis zuwenig relevant.

Als mögliche Lösung bietet sich daher nur die empirische Evidenz der Effizienz der neueren Methoden an. Spjøtvoll und Aastveit (1980) äussern die Meinung, dass aus empirischen Daten keine Entscheide über Verteilungen getroffen werden können; denn ist der Stichprobenumfang klein, so können viele verschiedene Verteilungsfunktionen gleich gut an die empirische Verteilungsfunktion gefittet werden; ist der Umfang dagegen gross, so wird jede parametrische Verteilungsfunktion aufgrund eines Signifikanztestes verworfen. Deshalb kann die Effizienz der Methoden nur bei gegebenen Dateien nachgewiesen werden. Dabei läuft man Gefahr, "schöne" oder unübliche Dateien in eine solche Untersuchung miteinzubeziehen. Stigler (1977) hat einen solchen Versuch mit physikalischen Daten (Entfernung Erde - Sonne, Lichtgeschwindigkeit) des 18./19. Jh. durchgeführt. Er behauptet, dass die reellen Daten nicht mit simulierten zu vergleichen seien, da erstere korreliert, systematisch verfälscht oder heterogen sein können oder einen Trend aufweisen können. Die Qualität der Daten ist deshalb schwerlich zu erfassen. Aufgrund seiner Dateien von namhaften Wissenschaftern stellt er fest, dass wohl asymmetrisch verteilte Zufallsgrössen, die auch systematisch verfälscht sind, vorkommen, hingegen keine Zufallsgrössen mit starken Tails. Aus dem Vergleich von 11 Schätzern ($\overline{X}$, $\overline{X}_{\gamma}$, $\tilde{X}$, OM, Huber, Andrews, Biweight, HG1) empfiehlt er, einen 10 % - getrimmten Mittelwert in der Praxis zu verwenden. Generell eignen sich die getrimmten Mittelwerte in Anwendungen, da neben der einfachen Berechenbarkeit auch eine Varianzschätzung und Studentisierung möglich ist (Tukey und Laughlin (1963)), die auch die Lösung von Testproblemen erlaubt. Andrews kritisiert die Dateien in Stigler's Untersuchung, denn es bestehen nur geringe Unterschiede zwischen den robusten Schätzwerten und dem Mittelwert, was auf sehr "saubere" Daten hinweist.

Aehnliche Resultate zeigen sich auch in der Arbeit von Spjøtvoll und Aastveit (1980), die grosse Dateien aus Feldversuchen der Landwirtschaftlichen Forschung verwenden. Auch sie empfehlen, weiterhin den Mittelwert oder den 10 % - getrimmten Mittelwert zu verwenden.

Zu einer anderen Schlussfolgerung führt die Arbeit von Rocke et al. (1982), die 47 publizierte Chemie-Dateien verwendeten. Sie stellen aufgrund der Varianz-Vergleiche fest, dass wesentlich stärker getrimmt werden sollte (bis $\gamma = 25$ % ; in der Praxis nur etwa $\gamma = 3$ %), oder dass besser ein robuster Schätzer (H10) verwendet werden sollte. Die gleichen Daten wurden auch von Simonoff (1984) zum Vergleich von robusten und Ausreisser Methoden in reellen Dateien verwendet. Zu ergänzen ist deshalb, dass der robuste Schätzer 17A (in der Arbeit von Rocke et al. nicht verwendet) kleinste Varianz aufweist und dass auch das Ausreisser-Verfahren ESD (simultan, $\alpha = 5$ %) eine vergleichbar gute Effizienz besitzt. Interessant ist dabei, dass dieses Ausreisser-Verfahren etwa nur 3 % der Daten verwirft. Simonoff schliesst aus dem Verhalten der Schätzer auf die mögliche Art der Kontamination; er vermutet, dass die Daten mit kleiner bis mittlerer Kontaminationsgrösse asymmetrisch verteilt sind, wobei der Kontaminationsanteil etwa 5 - 10 % beträgt. Muss ein Schätzer für alle Situationen ausgewählt werden, so würde Simonoff Andrews AMT verwenden, wobei er in gewissen Situationen eine mittelmässige Schätzung akzeptieren müsste (analog wie mit dem Mittelwert).

Auch aus diesen Arbeiten mit reellen Daten ergibt sich keine einstimmige Empfehlung. Um die beiden Kriterien: gute Effizienz und Absicherung gegen das "Schlimmste" (d.h. Robustheit der Verfahren) gleichzeitig zu erfüllen, hat der Biometriker in seinem besonderen Arbeitsgebiet die Entscheidung selber zu treffen, welche Verfahren zu wählen sind. Als Grundlage dienen ihm neben den oben erwähnten Arbeiten seine eigenen reellen Daten. Scheut er den Aufwand nicht, so kann er diese wie in den Arbeiten von Stigler, Spjøtvoll und Aastveit, Simonoff analysieren (Empfehlung: ergänzend auch Q_1-, Q_2- oder Q_2^*-Masse bestimmen) und das Verhalten der Schätzverfahren seiner eigenen Wahl studieren. Daraus ergibt sich leicht ein Hinweis darauf, ob der Mittelwert als Schätzer durch robuste oder adaptive Schätzverfahren zu ersetzen oder zu ergänzen sei. Daraus lässt sich auch abschätzen, ob der grössere Aufwand bei der Verwendung der neueren Methoden von Vorteil ist; der Verlust oder der Schaden bei Fehlschätzungen ist dabei nur individuell abzuwägen.

Literaturverzeichnis

Andrews, D.F. et al. (1972), *Robust estimates of location*, Princeton University Press, Princeton, New Jersey.

Anscombe, F.J. (1960), Rejection of outliers, Technometrics 2, 123-147.

Anscombe, F.J. (1967), Topics in the investigation of linear relations fitted by the method of least squares, J. Royal Statist. Soc. B 29, 1-52.

Ansell, A.M. (1973), Robustness of location estimators to asymmetry, Applied Statist. 22, 249-254.

Beckman, R.J. und Cook, R.D. (1983), Outlier...s, Technometrics 25, 119-163 (with discussion).

Büning, H. (1983), Adaptive verteilungsfreie Tests, Statist. Hefte 24, 47-67.

Büning, H. (1985), Adaptive verteilungsfreie Tests, in Medizinische Informatik und Statistik, Springer Lecture Notes, Berlin.

Dixon, W.J. (1950), Analysis of extreme values, Annals Math. Statist. 21, 488-506.

Grubbs, F.E. (1950), Sample criteria for testing outlying observations, Ann. Math. Statist. 21, 27-58.

Guttman, I. (1973), Premium and protection of several procedures for dealing with outliers when sample sizes are moderate to large, Technometrics 15, 385-404.

Harter, H.L. (1977), Nonuniqueness of least absolute values regression, Comm. Statist. Theor. Meth. 6, 829-838.

Hawkins, D.W. (1980), *Identification of outliers*, Chapmann and Hall, London.

Hodges, J.L. und Lehmann, E.L. (1963), Estimates of location based upon rank tests, Annals Math. Statist. 34, 598-611.

Hogg, R.V. (1967), Some observations on robust estimation, J. Amer. Statist. Assoc. 62, 1179-1186.

Hogg, R.V. (1974), Adaptive robust procedures: a partial review and some suggestions for future applications and theory, J. Amer. Statist. Assoc. 69, 909-927 (with comments).

Hogg, R.V., Fisher, D.M. und Randles, R.H. (1975), A two sample adaptive distribution-free test. J. Amer. Statist. Assoc. 70, 656-661.

Hogg, R.V. and Lenth, R.V. (1984), A review of some adaptive statistical techniques, Comm. Statist. Theor. Meth. 13, 1551-1579.

Huber, P. (1974), Kommentar zu Hogg, R.V. (1974), J. Amer. Statist. Assoc. 69, 926-927.

Huber, P. (1981), *Robust Statistics*, Wiley, New York.

Hüsler, J. (1985), Selektor-Masse adaptiver Verfahren. Techn. Bericht Nr. 18, Inst. f. math. Statistik, Univ. Bern.

Jaeckel, L.A. (1971), Some flexible estimates of location, Ann. Math. Statist. 42, 1540-52.

Jain, R.B. (1981), Percentage points of many-outlier detection procedures. Technometrics 23, 71-75.

Jones, D.H. (1977), A one-sample adaptive distribution-free test with a stable power function, Comm. Statist. Theor. Meth. 6, 869-877.

Kotz, S., Johnson, N.L. und Read, C.B. (1982), *Encyclopedia of Statistical Sciences*, Wiley, New York.

Magel, R. und Wright, F.T. (1984), Robust estimates of ordered parameters, J. Statist. Comp. Simul. 20, 47-58.

Parr, W.J. (1982), A note on adaptive L-statistics, Comm. Statist. Theor. Meth. 11, 1511-1518.

Prestcott, P. (1978), Selection of trimming proportions for robust adaptive trimmed means. J. Amer. Statist. Assoc. 73, 133-140.

Ramberg, J.S. und Schmeiser, B.W. (1974), An approximate method for generating asymmetric random variables, Comm. ACM 17, 78-82.

Relles, D.A. und Rogers, W.H. (1977), Statistician are fairly robust estimators of location, J. Amer. Statist. Assoc. 72, 107-111.

Rocke, E.M. et al. (1982), Are robust estimators really necessary, Technometrics 24, 95-101.

Rosner, B. (1975), On the detection of many outliers, Technometrics 17, 221-227.

Simonoff, J.S. (1984), A comparison of robust methods and detection of outlier techniques when estimating a location parameter. Comm. Statist. Theor. Meth. 13, 813-842.

Spjøtvoll, E. und Aastweit A.H. (1980), Comparison of robust estimators on data from field experiments. Scand. J. Statist. 7, 1-13.

Stigler, S.M. (1977), Do robust estimators work with real data?, Ann. Statist. 5, 1055-1098.

Tiku, M.L. (1982), Robust statistics for testing equality of means or variances, Comm. Statist. Theor. Meth. 11, 2543-2558.

Tukey, J.W. und McLaughlin, D.H. (1963), Less vulnerable confidence and significance procedures for location based on a single sample: Trimming/Winsorization 1, Sankhyā, Ser. A 25, 331-352.

Wegmann, E.J. und Carroll, R.J. (1977), A Monte Carlo study of robust estimators of location, Comm. Statist. A 6, 795-812.

PARAMETRISCHE UND NICHTPARAMETRISCHE MODELLE FÜR WACHSTUMSDATEN

M. Jørgensen[1)]
C.T. Nielsen[2)]
N. Keiding[1)]
N.E. Skakkeback[2)]

[1)] Statistical Research Unit
Blegdamsvej 3
DK - 2200 Copenhagen

[2)] Department of Pedriatrics
Hvidore Hospital
University of Copenhagen

1. Einleitung

Die Modellwahl spielt bei der Analyse von Wachstumsdaten eine wichtige Rolle. Oftmals hat man keine Theorie, welche ein realistisches parametrisches Modell nahelegt, etwa wenn man das menschliche Größenwachstum als Funktion des Alters über ein großes Zeitintervall modelliert. Man ist jedoch daran interessiert, einen Einblick in die Gestalt der Wachstumskurve zu gewinnen und möglicherweise einige charakteristische Merkmale zu finden, wie z.B. das Alter der minimalen Wachstumsgeschwindigkeit (Wachstumsstart) als möglicher Indikator für den Pubertätsstart.

Einige methodologische Probleme für die Analyse von Wachstumsdaten werden am Beispiel einer longitudinalen Studie über die männliche Pubertät dargestellt.

2. Die Longitudinalstudie über die männliche Pubertät.

Im Frühjahr 1975 erklärten sich 40 von 42 Knaben aus zwei Klassen einer städtischen Schule in Edinburgh bereit, an einer Studie teilzunehmen. Beim Eintritt in die Studie lag das Alter der Knaben zwischen 8.6 und 11.7 Jahren und beim Verlassen zwischen 12.0 und 18.3 Jahren.

Alle drei Monate wurden von jedem Knaben 24-Stunden Urinproben ausgewertet. In dieser Arbeit werden nur die 24-Stunden Testosteronwerte ausgewertet, welche durch Radioimmunoassay gewonnen wurden.

Im Halbjahresabstand wurden auch vom selben Forscher (N.E.S.) physische Untersuchungen an den Knaben durchgeführt. Ein Harpenden Stadiometer wurde zur Größenmessung verwendet und weitere Daten wurden gesammelt (z.B. Hodengröße und Schamhaarwuchs), die jedoch hier nicht betrachtet werden.

Eine genauere Erörterung der medizinischen Aspekte wird an anderem Ort veröffentlicht (Nielsen et al. 1985 und weitere Berichte)

3. Probleme der parametrischen Modellierung von Wachstumskurven

Bei der Analyse von Wachstumskurven interessiert am meisten die Wachstumsgeschwindigkeit, mit deren Hilfe man Zeitpunkt und Dauer von Wachstumsschüben bestimmen kann. Einige Probleme, die bei der parametrischen Modellierung von Wachstumskurven auftreten, können am Beispiel der beiden am meisten verwendeten Wachstumsmodelle dargestellt werden: der logistischen und der Gompertz Kurven.

Mathematisch lassen sich diese beiden Kurven wie folgt beschreiben ($H(t)$ ist die Größe zum Alter t und A, B, C und D sind Parameter)

Logistische Wachstumskurve

$$H(t) = \frac{A}{1+\exp(B-Ct)} + D$$

Gompertz Kurve

$$H(t) = \frac{A}{\exp(\exp(B-Ct))} + D$$

Beide Funktionen sind monoton wachsend in t, falls $A \cdot C > 0$ und es gilt

$$\lim_{t\to\infty} H(t) = \begin{cases} A + D & \text{falls} \quad C > 0 \\ D & \text{falls} \quad C < 0 \end{cases}$$

Das Alter mit der maximalen Wachstumsgeschwindigkeit ist $t = B/C$.

Beide Wachstumskurven wurden mit der Kleinst-Quadrat Methode an die Größendaten jedes Knaben angepaßt. Die geschätzten Wachstumskurven für den Knaben Nr. 4 sind in Abb. 1 wiedergegeben. Es zeigt sich in dieser Abbildung, daß der Unterschied in der Anpassungsgüte zwischen diesen beiden Modellen sehr gering ist.

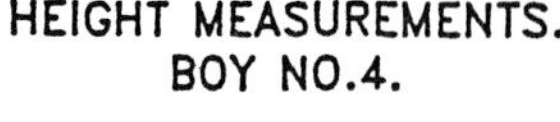

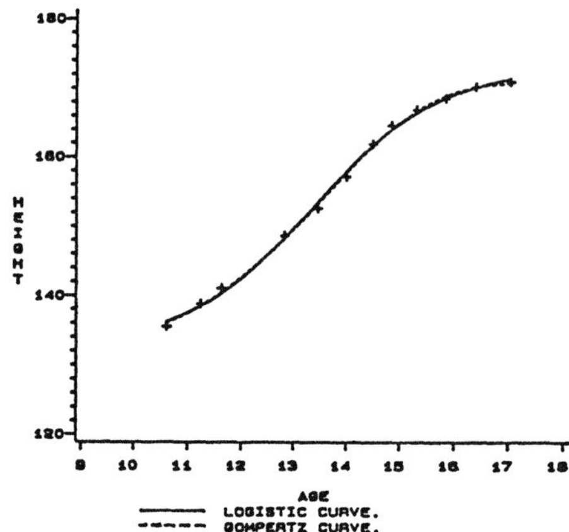

Abb. 1. Körpergröße des Knaben No. 4 und die angepaßten Wachstumskurven (logistisch und Gompertz)

Wir sind jedoch besonders an der Wachstumsgeschwindigkeit interessiert. Da die Körpergrößen sehr exakt gemessen wurden so kann man grobe Schätzungen für die Wachstumsgeschwindigkeit durch Differenzbildung aufeinanderfolgender Meßwerte gewinnen. In Abb. 2 sind diese empirischen Wachstumsgeschwindigkeiten zusammen mit den Ableitungen der angepaßten theoretischen Kurven gegen das Alter aufgetragen.

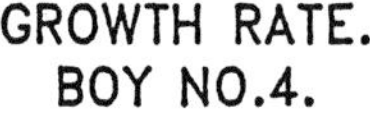

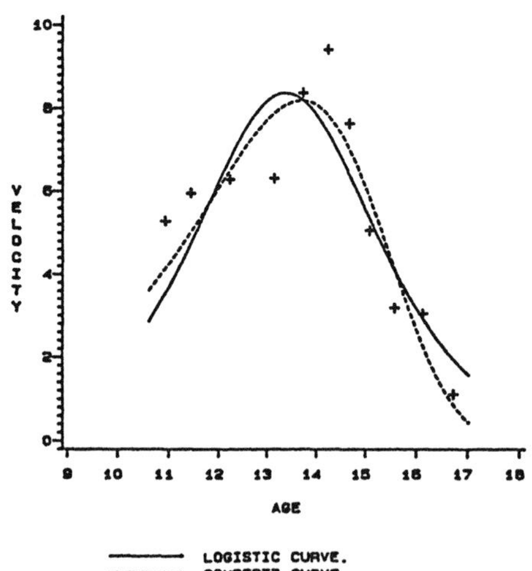

Abb. 2. Wachstumsgeschwindigkeit in cm/Jahr für Knaben No,4 und die Ableitungen der angepaßten Wachtsumskurven

Es wird aus der Abb. 2 deutlich, daß keines der beiden Modelle den tatsächlichen Verlauf der Wachstumsgeschwindigkeit gut wiedergibt.

Man verwendet das Alter, bei dem die Wachstumsgeschwindigkeit ein Maximum erreicht, oft als Indikator für das mittlere Pubertätsalter. Beide Modelle unterschätzen offensichtlich diesen Alterszeitpunkt.

Außerdem kann keines der beiden Modelle für die Schätzung des Pubertätsbeginns (d.i. das Alter minimaler Wachstumsgeschwindigkeit vor dem pubertären Wachstumsschub) herangezogen werden, da die angepaßten Geschwindigkeitskurven unimodal sind und keine lokalen Minima aufweisen.

Was soll man nun machen?

Die Antwort auf diese Frage könnte entweder sein, ein noch flexibles parametrisches Modell zu wählen oder eine nichtparametrische Methode zu verwenden.

Eine neue Klasse von Modellen für Wachstumskurven wurde von Preece & Baines (1978) eingeführt. Das einfachste unter diesen Modellen lautet

$$H(t) = A - \frac{2(A-E)}{\exp(C(t-B)) + \exp(D(t-B))} \quad .$$

H(t) ist monoton wachsend in t und nähert sich der oberen Schranke A, falls $A > E$ und $C \geq |D|$.

Damit man eine verläßliche Schätzung für die relativ vielen Parameter dieses Modells bekommt, darf die Anzahl der Beobachtungen pro Knaben nicht zu klein sein.

Da die Studie 7 Jahre lang lief und alle 6 Monate Messungen vorgenommen wurden, gibt es höchstens 14 Daten pro Fall. Ein Preece & Baines Modell wurde für jeden Knaben, der mindestens 10 Messungen aufwies, gefittet. Die Abb. 3 und 4 zeigen beispielsweise das Ergebnis für den Knaben Nr. 7. Man sieht, daß nicht nur der Verlauf der Wachstumskurve gut wiedergegeben wird, sondern daß auch die Geschwindigkeitskurve durch die Ableitung der Preece & Baines Modellkurve gut approximiert wird.

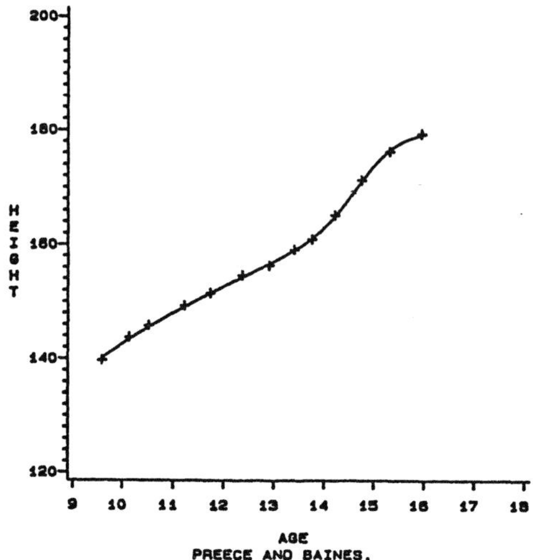

Abb. 3. Körpergröße des Knaben No. 7 und die angepaßte Preece & Baines Wachstumskurve

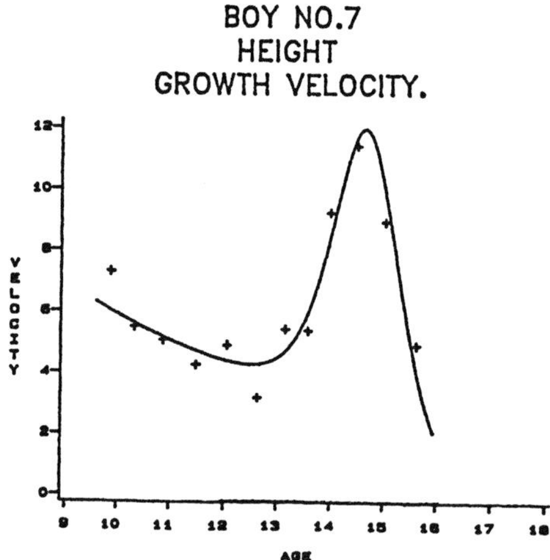

Abb. 4. Wachstumsgeschwindigkeit in cm/Jahr für Knaben No. 7 und die Ableitung der angepaßten Preece & Baines Kurve

Da die Meßfehler genug klein waren um aus der empirischen Wachstumsgeschwindigkeitskurve Rückschlüsse auf die Gestalt der tatsächlichen Geschwindigkeitskurve zu ermöglichen, kann man deshalb feststellen, daß das Preece & Baines Modell eine bessere Anpassung als das logistische oder das Gompertz Modell liefert.

Im nächsten Abschnitt wird eine nichtparametrische Methode zur Schätzung von Wachstumskurven dargestellt und ihre Vor- bzw. Nachteile gegenüber dem parametrischen Modell diskutiert.

4. Nichtparametrische Schätzung von Wachstumskurven

Die verwendete nichtparametrische Methode zur Schätzung von Wachstumskurven war eine Version einer Kernschätzung, wie sie bei Gasser et al. (1984a,b) beschrieben wird:

Liegen k Größenmessungen H_i vor, die zu den Zeitpunkten t_i gemacht wurden, so ist die geschätzte Kurve durch

$$\hat{H}(t) = \frac{1}{b} \sum_{i=1}^{k} H_i \int_{s_{i-1}}^{s_i} W\left(\frac{t-u}{b}\right) du$$

gegeben, wobei b eine Bandbreite, W eine Kernfunktion und die s_i's Zwischenpunkte $t_i < s_i < t_{i+1}$; $i=1,\ldots,k-1$ sind. b,W und $\{s_i\}$ müssen hierbei noch näher spezifiziert werden.
Ein Vorteil der Methode der Kernschätzer im Vergleich zu anderen nichtparametrischen Verfahren ist der, daß auch eine Schätzung der Ableitungsfunktion direkt möglich ist.

Die Schätzung für die ν-te Ableitung der Kurve ist durch den Ausdruck

$$\hat{H}^{(\nu)}(t) = \frac{1}{b^{\nu+1}} \sum_{i=1}^{k} H_i \int_{s_{i-1}}^{s_i} W^{(\nu)}\left(\frac{t-u}{b}\right) du$$

gegeben. Das Problem ist nun die Wahl der Bandbreite b, der Kernfunktion W und der Zwischenpunkte s_i.

Die meisten Arbeiten, die die Bandbreitenwahl zum Thema haben, argumentieren mit asymptotischen Optimalitätsbegriffen für wachsende Zahl von Beobachtungen. Da die maximale Zahl von Beobachtungen pro Fall aber bloß 14 beträgt, ist dieser Zugang hier wenig adäquat.

Gaser et. al. (1984b) haben eine Methode zur Bandbreitenwahl vorgeschlagen. Die Idee dabei ist es, den integrierten quadratischen Fehler IMSE (integrated mean square error) als Funktion von b zu minimieren.

$$\text{IMSE}(b) = \int E(\hat{H}^{(\nu)}(t) - \overset{*}{H}^{(\nu)}(t))^2 dt$$

wobei H* die (unbekannte) wahre Regressionsfunktion ist.

Um dieses Kriterium auch für kleine Stichprobenumfänge heranziehen zu können, wird eine Vorschätzung einer Regressionsfunktion und der Residualvarianz benötigt. Die Summe des quadratischen Bias und der Varianz ergibt eine Approximation des IMSE(b) für endliche Stichproben.

Durch Minimierung des IMSE für verschiedene Bandbreiten und verschiedene Kernfunktionen ergibt sich ein Kriterium für die Wahl der Kernfunktion und der Bandbreite.

In unserem Fall kann das Preece & Baines Modell als Vorschätzung der Regressionsfunktion verwendet werden und aus den zugehörigen Residuen kann die Varianz geschätzt werden.

Die Zeitpunkte s_i wurden wie folgt gewählt.

$$s_i = \begin{cases} t_1 - b & \text{für} \quad i = 0 \\ (t_i + t_{i+1})/2 & \text{für} \quad 1 \leq i \leq k-1 \\ t_k + b & \text{für} \quad i = k. \end{cases}$$

Der IMSE sinkt falls man Kerne höherer Ordnung verwendet, die zugehörige optimale Bandbreite nimmt hingegen zu. In den Intervallen $[t_1, t_1 + b]$ bzw $[t_k - b, t_k]$ können Randwertprobleme auftreten.

Aus diesem Grunde wurde der Kern No. 3 aus denen in Tabelle 1 aufgelisteten ausgewählt, weil sich für ihn ein relativ kleiner IMSE und eine nicht zu große Bandbreite ergab.

Das Ergebnis ist in Abb. 5 und 6 dargestellt.

BOY NO. 3

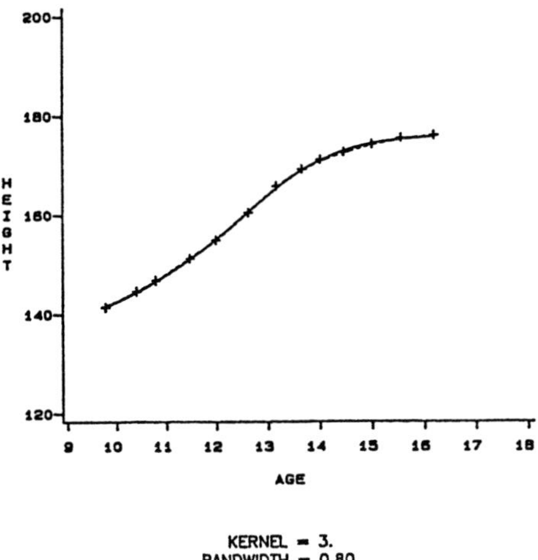

Abb. 5. Geschätzte Wachstumskurve für Knaben No. 3.
-----: nichtparametrischer Kernschätzer
———: parametrische Preece & Baines Schätzfunktion

BOY NO. 3

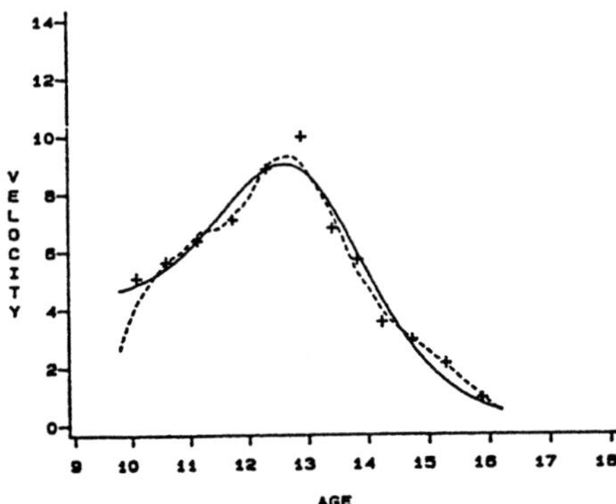

KERNEL NO. 3.
BANDWIDTH = 1.08

Abb. 6. Geschätzte Wachtumsgeschwindigkeit für Knaben No. 3.
-----: nichtparametrischer Kernschätzer
———: Ableitung der parametrischen Preece & Baines Kurve

Man sieht aus Abb. 5 daß die parametrische Schätzung nach Preece & Baines und der Kernschätzer sich sehr ähnlich verhalten.
Aus der Geschwindigkeitskurve (Abb. 6) kann man entnehmen, daß der Kernschätzer etwas besser geeignet ist, diese Kurve zu modellieren ; eine Ausnahme bildet (wie zu erwarten ist) der Randbereich.

Das Geschwindigkeitsmaximum wird von beiden Methoden etwa für dasselbe Alter geschätzt.
Die nichtparametrischen Funktionsschätzungen wurden hier auf der Basis des Preece & Baines Modells gefunden. Es ist daher nicht verwunderlich, daß beide geschätzten Kurven sehr ähnlich sind. Es ist daher die Frage, wie das Verfahren arbeitet, wenn ein schlechtet geeignetes parametrisches Modell zur Ermittlung des IMSE herangezogen wird.

Beispielsweise wurde auch das Gompertz-Modell verwendet, um den IMSE zu schätzen und die optimale Bandbreite zu ermitteln. Es zeigt sich (Abb. 7 und 8) daß diese Methode auch dann gut ist.

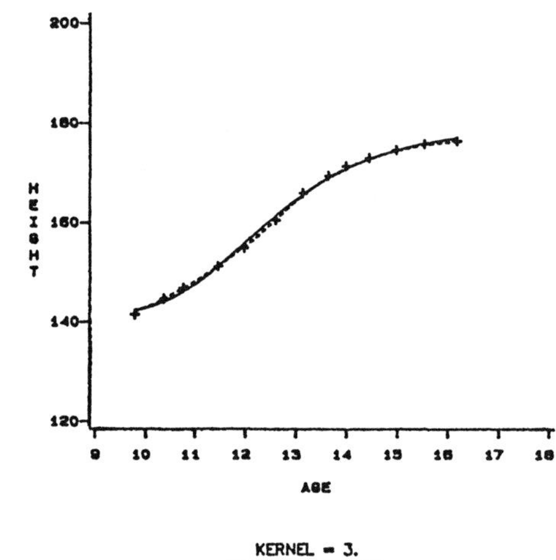

Abb. 7. Geschätzte Wachstumskurve für Knaben No. 7.

-----: nichtparametrischer Kernschätzer

——: parametrischer Gompertz Schätzer

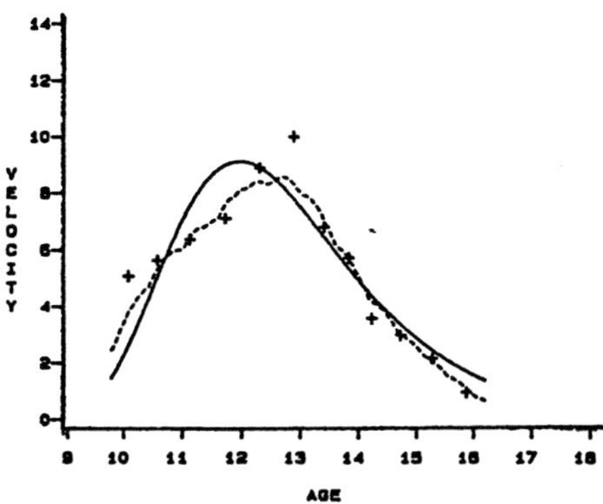

Abb. 8. Geschätzte Wachstumsgeschwindigkeitskurven für Knaben No. 3.
-----: nichtparametrischer Kernschätzer
———: Ableitung des parametrischer Gompertz Schätzers

Der Kernschätzer zeigt auch, daß das parametrische Gompertz-Modell für die Beschreibung der Geschwindigkeitskurve nicht geeignet ist.

Wir ziehen daraus die Schlußfolgerung, daß die Methode der Kernschätzer ein wichtiges Werkzeug zur Überprüfung von parametrischen Modellen auf systematische Fehler ist. Im nächsten Abschnitt wird ausgeführt, daß dies besonders dann von Bedeutung ist, wenn die Meßfehler so groß sind, daß die empirische Geschwindigkeitskurve keine Aussagekraft besitzt.

5. Die Zunahme des Testosteronspiegels

Alle drei Monate wurde eine 24-Stunden Harnprobe untersucht und die Totalmenge an Testosteron gemessen.

Abb. 9 zeigt die Messungen vom Knaben Nr. 4. Man sieht, daß die Meßfehler mit dem Alter zunehmen.

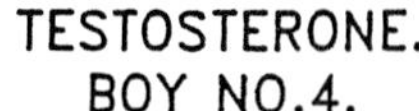

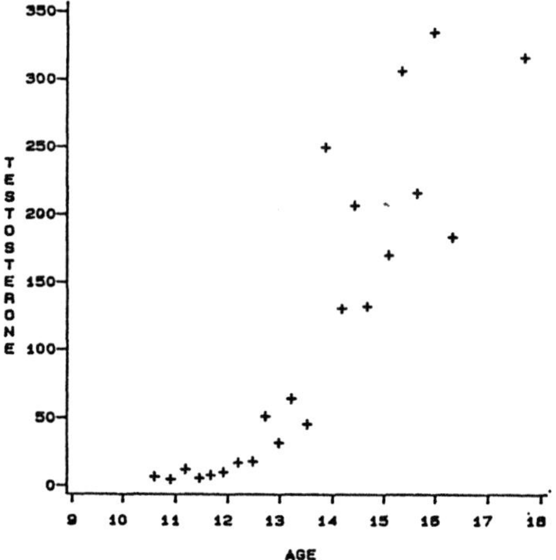

Abb. 9. Testosteronwerte für Knaben No. 4.

Die Varianz kann durch eine logarithmische Transformation reduziert werden; sie ist aber immer noch zu groß um Aussagen auf Grund der empirischen Geschwindigkeitskurve treffen zu können.

TESTOSTERONE.
BOY NO.4.

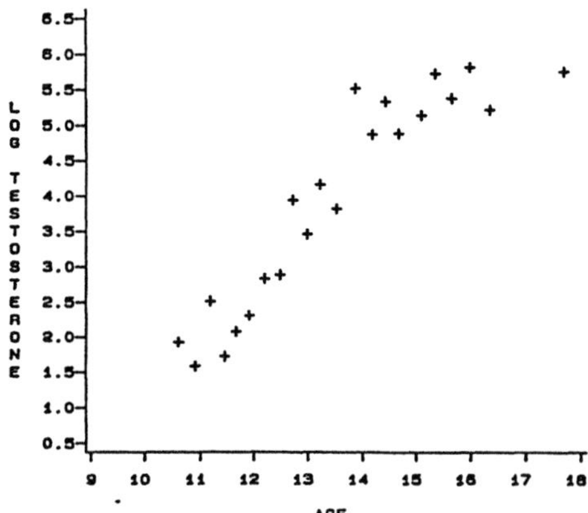

Abb. 10. Logarithmierte Testosteronwerte für Knaben No. 4.

Eine Gompertz-Wachstumskurve wurde den logarithmisch transformierten Testosteron-Werten angepaßt.
Die Abbildungen 11 und 12 zeigen, wie der nichtparametrische Kernschätzer zur Überprüfung eines parametrischen Modells eingesetzt werden kann. Dies ist besonders wichtig für die Geschwindigkeitskurve (1. Ableitung)

BOY NO. 4
GOMPERTZ AND KERNEL EST.

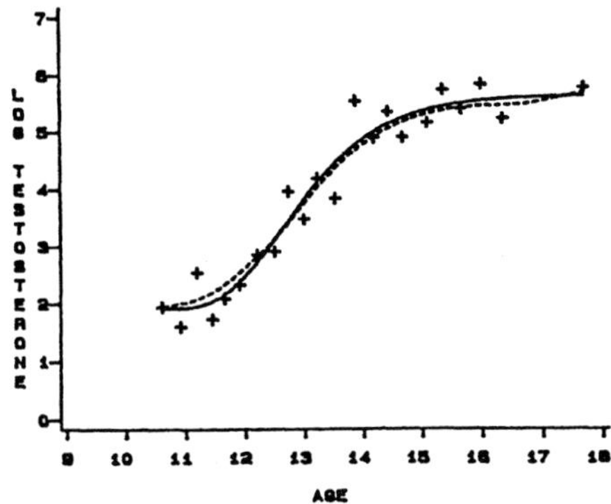

Abb. 11. geschätzte Wachstumskurven für die Testosteronwerte für Knaben No. 4 (Kern No. 2., Bandbreite 1.50)
-----: nichtparametrischer Kernschätzer
———: parametrische Gompertz- Kurve

BOY NO. 4
TESTOSTERONE

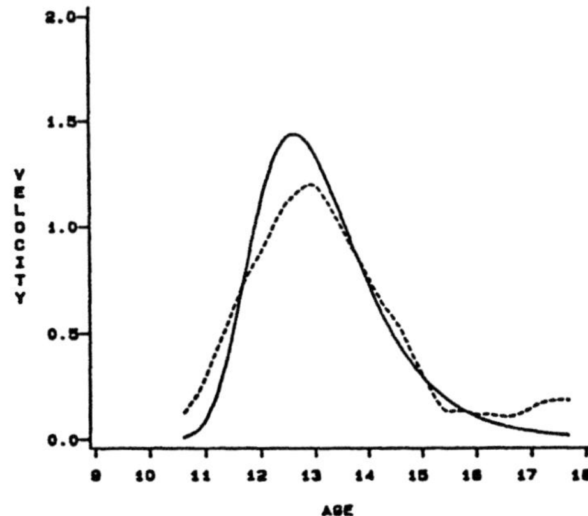

Abb. 12. Geschätzte Geschwindigkeitskurven für die Zunahme des Testosteronspiegels (logarithmiert) für Knaben No. 4.
-----: nichtparametrischer Kernschätzer
———: Ableitung der parametrischen Gompertz-Kurve

6. Schlußbemerkungen

Ein parametrisches Modell ist leicht handzuhaben und die Ableitungen der Regressionsfunktion sind einfach zu bekommen.

Weiters ist es durch die mathematische Spezifikation leicht sicherzustellen, daß die Wachstumskurve monoton zunimmt, wie es biologisch notwendig ist.

Als Nachteil erweist sich das Problem der Wahl einer "korrekten" parametrischen Modellklasse. Wenn der gewählte Modelltyp nicht flexibel genug ist, so ist es manchmal schwierig, spezielle charakteristische Merkmale der Kurve richtig wiederzugeben.

Der Vorteil der nichtparametrischen Kernschätzungen liegt darin, daß man überhaupt kein parametrisches Modell benötigt um eine Schätzung anzugeben. Allerdings fehlt dann ein Kriterium zur optimalen Wahl der Bandbreite und der Kerne, insbesondere für kleine Stichprobenumfänge.

In der vorliegenden Studie wurden die Kernschätzer dazu verwendet, um die Anpassungsgüte für verschiedene parametrische Modelle (insbesondere für die Testosteron-Messungen) miteinander zu vergleichen.

Tabelle 1. Kernfunktionen verschiedener Ordnung. Die Kerne No.2 bis No.6 sind glatte, optimale Kerne (siehe Müller (1985)).

Kern No.	Ordnung	
1	2	$\frac{3}{4}(1-x^2)$
2	2	$\frac{15}{16}(1-2x^2+x^4)$
3	2	$\frac{35}{32}(1-3x^2+3x^4-x^6)$
4	4	$\frac{105}{64}(1-5x^2+7x^4-3x^6)$
5	4	$\frac{315}{512}(3-20x^2+42x^4-36x^6+11x^8)$
6	6	$\frac{315}{2048}(15-140x^2+378x^4-396x^6+143x^8)$
7	6	$\frac{3465}{4096}(3-35x^2+126x^4-198x^6+143x^8-39x^{10})$

Literatur:

(1) Preece, M.A. and Baines, M.J. (1978): A new family of mathematical models describing the human growth curve. Ann. of Human Biology, 5, 1-24.

(2) Gasser, T. and Müller, H.G. (1984a): Estimating regression functions and their derivatives by the kernel method. Scand. J. Statist. 11, 171-185.

(3) Gasser, T., Müller, H.G., Köhler, W., Molinari, L. and Prader, A. (1984b): Non parametric regression analysis of growth curves. Ann. Statist. 12, 210-229.

(4) Nielsen, C.T., Skakkebæk, N.E., Richardson, D.W., Darling, J.A.B., Hunter, W.M., Jørgensen, M., Nielsen, A., Ingerslev, O., Keiding, N. and Müller, J. (1985): Onset of the Release of Spermatozoa (Spermarche) in Boys in Relation to Age, Testicular Growth, Pubic Hair and Height. Submitted for publication.

(5) Müller, H.G. (1985): Smooth optimum kernel estimators of densities, regression curves and modes. To appear in Ann. Statist.

Bemerkung

Diese Arbeit wurde durch den dänischen Forschungsrat für Medizin, Proj.Nr. 12 - 3880 unterstützt.
Wir danken Herrn Georg Pflug für die Übersetzung des Artikels aus dem Englischen.

NICHTPARAMETRISCHE REGRESSION FÜR DIE ANALYSE VON VERLAUFSKURVEN

Hans-Georg Müller
Institut für med.-biol. Statistik
Philipps-Universität Marburg
Ernst-Giller-Str. 20
D-3550 Marburg

Zusammenfassung

Zur Analyse biomedizinischer Verlaufskurven werden Methoden der nichtparametrischen Regression vorgeschlagen, insbesondere Kernschätzer und glättende Splines. Die grundlegenden Ideen und einige asymptotische Resultate für Kernschätzer werden beschrieben, angewandte Aspekte dieser Methoden werden diskutiert. Möglichkeiten zur praktisch wichtigen Wahl von Kernfunktionen und Bandbreiten werden untersucht. Zusätzlich betrachten wir die Konstruktion lokaler Konfidenzintervalle und die Besonderheiten bei der Analyse von Stichproben von Verlaufskurven, insbesondere die Schätzung einer "typischen longitudinalen" Verlaufskurve. Anwendungsbeispiele, Hormonmessungen während der Pubertät und das Langzeitverhalten von Herzschrittmachern betreffend, illustrieren die Methoden.

1. Einleitung: Nichtparametrische Regression

Ein wesentlicher Aspekt bei der statistischen Analyse biomedizinischer Longitudinaldaten ist die Schätzung der den zu verschiedenen Zeitpunkten am selben Individuum vorgenommenen Messungen zugrundeliegenden Kurve. Diese Kurven beschreiben den Verlauf von gemessenen Größen über die Zeit, können z.B. die allmähliche Normalisierung von Blutwerten nach einem therapeutischen Eingriff oder die Entwicklung der Körperlänge bei Kindern wiedergeben und werden als Verlaufskurven bezeichnet. Wenn wie üblich einzelne, fehlerbehaftete Messungen vorliegen, müssen diese Kurven mit einem statistischen Verfahren geschätzt werden. Das klassische Verfahren hierfür ist die parametrische Regression, bei der zunächst eine von endlich vielen Parametern abhängende Regressionsfunktion spezifiziert wird - das sog. "parametrische Modell" - die dann an die Daten angepaßt ("gefittet") wird, indem die Parameter mit einem aus statistischen Kriterien abgeleiteten numerischen Algorithmus bestimmt werden. Häufig werden dabei lineare Regressionsmodelle benutzt, die numerisch einfacher zu handhaben sind als die allgemeineren nichtlinearen Modelle. Dabei werden die Parameter meist nach der Methode der kleinsten Quadrate bestimmt (vgl. Draper und Smith, 1980), bei Annahmen über die Verteilung der Meßfehler auch mit der Maximum-Likelihood-Methode.

Das Hauptproblem bei der parametrischen Modellierung besteht darin, ein passendes parametrisches Modell mit einer nicht zu großen Zahl von Parametern zu finden. Gerade in den medizinischen und biologischen Wissenschaften ist dies oft schwierig, da im Gegensatz zu physikalischen Anwendungen meist nur wenig a-priori-Wissen über den zu erwartenden Verlauf vorhanden ist. Das Anpassen eines nicht korrekten parametrischen Modells aber kann zur Folge haben, daß gewisse Teile der Kurve oder die ganze Kurve falsch geschätzt werden, vgl. Gasser et al. (1984) für ein Beispiel bei der Analyse von Wachstumskurven. Falls Gruppen von Individuen untersucht werden, muß beim parametrischen Modellieren außerdem die Annahme gemacht werden, daß der Verlauf für alle Individuen dem gleichen Modell folgt.

Als Alternative zur parametrischen Modellierung von biomedizinischen Kurven bietet sich die Anwendung von Methoden der nichtparametrischen Regression an. Solche Methoden stellen nur schwache Glattheitsforderungen an die zu schätzenden Kurven und eignen sich insbesondere zur explorativen Datenanalyse; diese kann u. U. dazu dienen, ein parametrisches Modell zu finden, das dann in einem zweiten Schritt an die Daten angepaßt werden kann. In vielen Fällen von komplexen Kurvenverläufen wird aber auch die endgültige Analyse mit einer Methode der nichtparametrischen Regression durchgeführt werden müssen, weil passende parametrische Funktionen nicht zur Verfügung stehen. Der erste Schritt bei der statistischen Analyse von Longitudinaldaten ist die Aufstellung eines geeigneten stochastischen Modells. Bei Longitudinalstudien können die Zeitpunkte der Datenerhebung im allgemeinen als nicht-zufällige Folge $\{t_1, t_2 \ldots t_n\}$ angesehen werden. Wir nehmen an, daß zu jedem der Zeitpunkte t_i, $i = 1 \ldots n$, Messungen vorgenommen werden; dabei folgen die Zeitpunkte t_i meist einer individuellen Altersskala, bedeuten also z.B. gewisse Geburtstage oder gewisse Tage nach einer erfolgten Diagnosestellung, Operation etc. Zur Erfassung der Dynamik von Verläufen ist es in vielen Fällen von zusätzlichem Interesse, die erste oder zweite Ableitung der Verlaufskurve zu ermitteln.

Ist g die für ein Individuum zutreffende Kurve, so gehen wir von folgendem Modell aus:

$$Y_i = g(t_i) + \varepsilon_i \ , \qquad i = 1...n \ , \tag{1}$$

wo $Y_1...Y_n$ die zu den Meßzeitpunkten $t_1...t_n$ vorgenommenen Messungen sind und ε_i der bei der i-ten Messung auftretende Meßfehler ist. Eine wichtige Unterscheidung ist zwischen Modellen zu treffen, bei denen ε_i, ε_j für $i \neq j$ als unkorreliert betrachtet werden und solchen, die eine allgemeinere Korrelationsstruktur zulassen. Ersteres entspricht der Annahme, daß benachbarte Messungen sich gegenseitig nicht beeinflussen (z. B. weil sie zeitlich weit genug auseinander liegen). Es gibt Fälle, wo diese Annahme nicht zu rechtfertigen ist, z. B. wenn es sich bei den Werten Y_i um bereits gebildete erste oder zweite Differenzenquotienten handelt.

Wir werden im folgenden annehmen, daß die Meßfehler ε_i, $i = 1...n$, identisch verteilte und unkorrelierte Zufallsvariablen sind mit $\operatorname{var} \varepsilon_1 = \sigma^2 < \infty$. Wir betrachten im nächsten Abschnitt verschiedene Verfahren der nichtparametrischen Regression, insbesondere Kernschätzer und glättende Splines. Dann diskutieren wir die Wahl von Kernfunktionen unter verschiedenen Gesichtspunkten. Schätzungen für den mittleren quadratischen Fehler des Kernschätzers erlauben es, Methoden für die Wahl von Bandbreiten und die Konstruktion von Konfidenzintervallen abzuleiten. Schließlich diskutieren wir das Problem der Analyse von Stichproben von Verlaufskurven.

2. Kernschätzer und Glättende Splines

Die vielversprechendsten Methoden der nichtparametrischen Regression bei nicht-zufälligem Design sind Kernschätzer und glättende Splines. Eine Übersicht über Verfahren der nichtparametrischen Regression bei zufälligem Design gibt Collomb (1981). Kernschätzer sind gleitende lokale gewichtete Mittel der Daten Y_i, wobei die Gewichte explizit gegeben sind. Der erste Kernschätzer für das Modell (1) wurde von Priestley und Chao (1972) vorgeschlagen. Wir betrachten hier den Schätzer

$$g_{n,\nu}(t) = \frac{1}{b^{\nu+1}} \sum_{i=1}^{n} \int_{s_{i-1}}^{s_i} K\left(\frac{t-u}{b}\right) du \ Y_i \tag{2}$$

zur Schätzung der ν-ten Ableitung $g^{(\nu)}(t)$ für ein $\nu \geq 0$ (Gasser und

Müller 1979, 1984). Dabei ist K eine sog. Kernfunktion mit $\int K(x)dx = 1$ (die Summe der verteilten Gewichte ist dann 1), falls $\nu = o$. Die Bandbreite b spielt die Rolle eines Glättungsparameters und bestimmt über das Ausmaß der Glättung. Die Folge (s_i) ist eine Interpolationsfolge zwischen der Folge der Meßzeitpunkte (t_i) und wird meist als $s_i = \frac{1}{2}(t_i+t_{i+1})$ gewählt. Die folgende Abb. 1 zeigt, welche Gewichte der Kernschätzer (2) den einzelnen Beobachtungen Y_i gibt, falls $K \equiv \frac{3}{4}(1-x^2)1_{[-1,1]}$ gewählt wird.

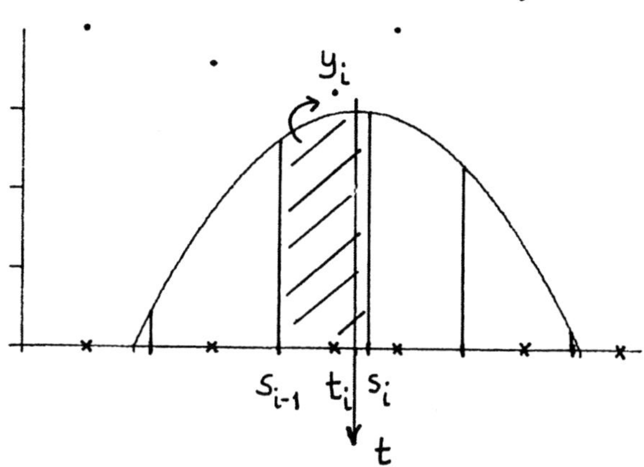

Abb. 1 Darstellung des Kernschätzers als gewichtetes Mittel. Als Beispiel ist das dem Datenpunkt Y_i zugeordnete Gewicht schraffiert gezeichnet. Verwendeter Kern ist $K \equiv \frac{3}{4}(1-x^2)1_{[-1,1]}$

Eine gute Übersicht über verschiedene Aspekte von glättenden Splines als Methode der nichtparametrischen Regression im Modell (1) gibt Silverman (1985). Kubische glättende Splines sind implizit definiert als Lösung γ_n des Variationsproblems

$$S(\gamma_n) = \sum_{i=1}^{n} (Y_i-\gamma_n(t_i))^2 + \lambda \int_0^1 \gamma_n''(t)^2\, dt = \min! \qquad (3)$$

wo das Minimum unter allen zweimal stetig differenzierbaren Funktionen auf [0,1] zu bestimmen ist. Hierbei mißt der erste Summand die Abweichung zwischen der geschätzten Kurve γ_n und den Daten (Messungen) Y_i, der zweite die Glattheit der Schätzung; beides soll möglichst klein werden, und der Glättungsparameter λ bestimmt darüber, wo der Kompromiß zwischen den beiden Summanden gesucht wird. Das Variationsproblem hat eine eindeutige analytische Lösung. Sehr großes λ bedeutet, daß die geschätzte Kurve sich immer mehr an eine Regressionsgerade annähert, während bei sehr kleinem λ die geschätzte Kurve die Datenpunkte (t_i, Y_i) miteinander verbindet. Bei Splines höherer Ordnung (quintisch etc.) ist γ_n'' in (3) durch $\gamma_n^{(k)}$, k = 4,6... zu ersetzen. Nach Reinsch (1967) ist γ_n in jedem der Intervalle (t_i, t_{i+1}) ein kubisches Polynom so, daß in den Punkten t_i benachbarte Polynome stetig aneinanderstoßen, d. h. Kurve und erste zwei Ableitungen in t_i stetig sind. Als Randbedingung wird die zweite Ableitung von γ_n außerhalb des Datenbereichs (t_1, t_n) gleich Null gesetzt.

Das Problem für ein statistisches Verständnis von glättenden Splines liegt im impliziten Charakter der Definition (3). Es handelt sich wie beim Kernschätzer auch hier um nichts anderes als gleitende gewichtete Mittel, doch anders als beim Kernschätzer sind die Gewichte nicht explizit gegeben. Nach Silverman (1984) lassen sich glättende Splines jedoch asymptotisch durch Kernschätzer mit speziellen Kernfunktionen approximieren. Der Nachteil von glättenden Splines bei der praktischen Anwendung besteht darin, daß bis auf die Wahl des Glättungsparameters λ nur geringfügige Modifikationen möglich sind. Kernschätzer sind durch die Möglichkeit der Wahl verschiedener Kernfunktionen und lokal adaptiver Bandbreiten wesentlich flexibler zu handhaben. Zudem lassen sich bei Verwendung kubischer Splines (die allgemein üblich und in gängigen Programmpaketen, z. B. IMSL, verfügbar sind) zweite Ableitungen nicht mehr "glatt" schätzen, da die zweite Ableitung eines kubischen Splines zu einem Streckenzug führt (vgl. Gasser et al. 1985). Glättende Splines wurden für das Modell (1) schon früh vorgeschlagen (Schoenberg, 1964) und zudem von Numerikern propagiert, weshalb sie in vielen Anwendungsgebieten weit verbreitet sind. Zur Wahl des Glättungsparameters λ wurde die Kreuzvalidierung (Cross-validation) vorgeschlagen (Wahba,1975; Craven und Wahba,1979); vgl. Abschnitt 5. Neben Kernschätzern und glättenden Splines wurden Orthogonalreihenschätzer (Rutkowski, 1979), Local Least Squares-Schätzer (Cleveland, 1979) und geglättete Regressogramme (Stadtmüller, 1982) betrachtet.

3. Eigenschaften von Kernschätzern

Die Anwendung von Kernschätzern zur Analyse von Verlaufskurven ist insbesondere angezeigt, wenn

- es zu wenig substanzwissenschaftliches a-priori-Wissen gibt, um ein verläßliches parametrisches Modell angeben zu können
- die Verläufe von Individuum zu Individuum oder zwischen verschiedenen

Untergruppen von Individuen stark differieren

- die einzelnen Kurvenverläufe so komplex sind, daß keine geeigneten parametrischen Modelle existieren (bzw. zu viele Parameter benötigt würden).

Gegenüber anderen Verfahren der nichtparametrischen Kurvenschätzung haben Kernschätzer folgende Vorteile:

1. Sie sind gleitende gewichtete Mittel, wobei die Gewichte im Gegensatz zu Splines oder Local-Least-Squares-Methoden explizit gegeben sind. Dies führt zu angenehmen statistischen Eigenschaften, die u. a. von Priestley und Chao (1972), Clark (1974), Benedetti (1977), Schuster und Yakowitz (1979), Cheng und Lin (1981) und Gasser und Müller (1979,1984) untersucht wurden.

2. In der finiten Schätzssituation können Bias und Varianz zumindest qualitativ vorhergesagt werden.

3. Es gibt neuerdings effektive Methoden zur Bestimmung des Glättungsparameters, der Bandbreite. Darüber hinaus bieten Kernschätzer die Möglichkeit der lokalen Adaption der Bandbreite. Solche Adaptionsmöglichkeiten dürften zunehmend an Bedeutung gewinnen, vgl. Abschnitt 6.

4. Die Wahl von verschiedenen Kernfunktionen erlaubt es, verschiedene Glattheitsgrade und Konvergenzraten für die geschätzte Funktion zu erreichen, vgl. Abschnitt 4.

5. Bei üblichen Datenzahlen (N = 15 - 100 Messungen pro Kurve) sind Kernschätzer numerisch schneller als Splines, was bei einer großen Anzahl zu schätzender Funktionen ins Gewicht fallen kann.

Setzen wir $w_i = \frac{1}{b^{\nu+1}} \int_{s_{i-1}}^{s_i} K\left(\frac{t-u}{b}\right) du$, so ergibt sich der Schätzer (2) zu

$$g_{n,\nu}(t) = \sum_{i=1}^{n} w_i Y_i \quad ; \qquad (4)$$

hieraus folgt, daß

$$\text{Bias}(g_{n,\nu}(t)) = \sum_{i=1}^{n} w_i g(t_i) - g^{(\nu)}(t) \qquad (5)$$

und

$$\text{var}(g_{n,\nu}(t)) = \sigma^2 \sum_{i=1}^{n} w_i^2 \qquad (6)$$

Setzen wir voraus, daß die zu schätzende Funktion g k-mal stetig differenzierbar ist für ein $k > \nu$, daß die Bandbreiten $b \to 0$ und $nb \to \infty$ erfüllen für $n \to \infty$, und daß die Kernfunktion K den Momentbedingungen

$$\int K(x)x^j dx = \begin{cases} 0 & 0 \leq j < k, \quad j \neq \nu \\ (-1)^\nu \nu! & j = \nu \end{cases} \tag{7}$$

genügt, ferner der Träger von K auf $[-1,1]$ beschränkt ist, so lassen sich (5), (6) asymptotisch approximieren. Hierbei benötigen wir eine Möglichkeit, das asymptotische Verhalten des Designs $\{t_1 \dots t_n\}$ zu beschreiben. Ist $\{t_1 \dots t_n\}$ für alle n durch $\int_0^{t_i} f(x)dx = \frac{i}{n}$ definiert für eine differenzierbare Funktion f mit $f > 0$ auf $(0,1)$, so bezeichnen wir f als Designdichte. Wir erhalten (vgl. Müller, 1984a) mit $V = \int K^2(x)dx$, $B_k = \frac{(-1)^k}{k!} \int K(x)x^k dx$:

$$\text{Bias}(g_{n,\nu}(t)) = b^{k-\nu} g^{(k)}(t)(B_k + o(1)) + O\left(\frac{1}{nb^\nu}\right) \tag{8}$$

und

$$\text{var}(g_{n,\nu}(t)) = \frac{\sigma^2}{f(t)nb^{2\nu+1}} (V + o(1)) \tag{9}$$

Daraus ersehen wir, daß der Schätzer stets einen finiten Bias proportional zu $g^{(k)}(t)$ hat und die Bandbreite den Ausgleich zwischen Varianz und Bias steuert. Nach (8), (9) ergibt sich die bezüglich des Mean Squared Error (MSE) optimale Bandbreite zu

$$b_t^* = \left[\frac{\sigma^2 V \qquad (2\nu+1)}{f(t) B_k^2 \, g^{(k)^2}(t) \cdot 2(k-\nu)n}\right]^{\frac{1}{2k+1}} \tag{10},$$

wie man durch Minimierung von MSE = Varianz + Bias^2 bzgl. b sieht. Die optimale Bandbreite (10) hängt von den unbekannten Größen σ^2 und $g^{(k)}(t)$ ab. Setzen wir sie in (8), (9) ein, so erhalten wir für den asymptotischen MSE:

$$E(g_{n,\nu}(t) - g^{(\nu)}(t))^2 = n^{-\frac{2(k-\nu)}{2k+1}} \left(c(k,\nu) \left[\frac{\sigma^2}{f(t)} V\right]^{\frac{2(k-\nu)}{2k+1}} [g^{(k)}(t) B_k]^{2 \cdot \frac{2\nu+1}{2k+1}} + o(1)\right) \tag{11},$$

wo $c(\nu,k)$ nur von ν und k abhängt. Die Konvergenzrate $n^{-\frac{2(k-\nu)}{2k+1}}$ verschlechtert sich bei zunehmender Ableitungsordnung ν, nähert sich für große k aber an n^{-1} an. Gibt es ein $d \geq 0$ mit $nb^{2k+1} \to d$, dann folgt mithilfe des zentralen Grenzwertsatzes in der Form von Lindeberg aus den Grundannahmen, daß

$$(nb^{2k+1})^{1/2}(g_{n,\nu}(t) - g^{(\nu)}(t)) \overset{\mathcal{D}}{\to} N(dB_k g^{(k)}(t), \frac{\sigma^2}{f(t)} V) \qquad (12)$$

wo $\overset{\mathcal{D}}{\to}$ Konvergenz in Verteilung bedeutet. Der Schätzer (2) ist dann also asymptotisch normalverteilt. Da der Schätzer jedoch stets einen finiten Bias hat und σ^2 im allgemeinen unbekannt ist, lassen sich aus (12) nicht ohne weiteres lokale Konfidenzintervalle ableiten. Wir werden auf dieses Problem in Abschnitt 6 zurückkommen.

4. Wahl von Kernen

Der Kern K und die Bandbreite b sind noch zu wählende Größen bei der Anwendung des Schätzers (2). Wir diskutieren hier zunächst die Wahl von Kernfunktionen, in Abschnitt 5 die Wahl von Bandbreiten. Kerne mit kompakten Trägern (im allgemeinen als [-1,1] angenommen)haben numerische Vorteile, und bei ihrer Verwendung lassen sich sog. Randeffekte (diese treten in der Nähe der Randpunkte o und 1 auf und gehen mit stark erhöhtem MSE einher) einschränken. Ferner wird ein Kern nach (7) durch die Ableitungsordnung ν und die Anzahl (k-1) der verschwindenden Momente charakterisiert; wir sprechen von einem Kern zur Ordnung (ν,k). Nach (11) wird die asymptotische Konvergenzrate des MSE umso besser, je grösser k gewählt wird; es ließ sich in Simulationsstudien (Gasser und Müller, 1984) bestätigen, daß im allgemeinen die Wahl $k = \nu+4$, $\nu+6$ (Kerne höherer Ordnung) bezüglich des MSE bzw. integrierten MSE bessere Ergebnisse liefert als die Wahl $k = \nu+2$ (Standardkerne). Allerdings hat eine Kernfunktion zur Ordnung (ν,k) wenigstens (k-2) Vorzeichenwechsel (Gasser et al.,1985, vgl. auch Mammitzsch, 1983) und daher nimmt mit steigendem k die Fluktuation der Kernfunktion zu, was es plausibel macht, daß die verbesserten Konvergenzraten insbesondere bei Kernen mit Ordnungen $k > \nu + 6$ erst bei großen Datenzahlen n zum Tragen kommen.

Ein weiterer Aspekt ist die Glattheit der Kernfunktion, die sich auf die geschätzte Kurve überträgt. Falls K auf (-1,1) n-mal stetig differenzierbar ist für eine natürliche Zahl $n \geq o$ und falls gilt: $K^{(j)}(-1) = K^{(j)}(1) = o$ für $o \leq j < \mu$, dann bezeichnen wir K als Kern vom Glattheitsgrad μ . Eine mit einem solchen Kern geschätzte Kurve $g_{n,\nu}$ ist nach (2) μ-mal stetig differenzierbar, wird also um so glatter und daher ästhetisch ansprechender, je größer μ gewählt wird.

Tabelle 1 μ-optimale Kerne zur Ordnung (ν,k) (Lösungen des Variationsproblems (14)).

ν	k	μ	Kern auf [-1,1]
0	2	0	$\frac{1}{2}$
0	2	1	$\frac{3}{4}(-x^2+1)$
0	2	2	$\frac{15}{16}(1-2x^2+x^4)$
0	2	3	$\frac{35}{32}(1-3x^2+3x^4-x^6)$
0	4	0	$\frac{3}{8}(-5x^2+3)$
0	4	1	$\frac{15}{32}(7x^4-10x^2+3)$
0	4	2	$\frac{105}{64}(1-5x^2+7x^4-3x^6)$
0	4	3	$\frac{315}{512}(3-20x^2+42x^4-36x^6+11x^8)$
0	6	0	$\frac{15}{128}(63x^4-70x^2+15)$
0	6	1	$\frac{35}{256}(-99x^6+189x^4-105x^2+15)$
0	6	2	$\frac{315}{2048}(15-140x^2+378x^4-396x^6+143x^8)$
0	6	3	$\frac{3465}{4096}(3-35x^2+126x^4-198x^6+143x^8-39x^{10})$
1	3	0	$-\frac{3}{2}x$
1	3	1	$\frac{15}{4}(x^3-x)$
1	3	2	$\frac{105}{16}(-x+2x^3-x^5)$
1	3	3	$\frac{315}{32}(-x+3x^3-3x^5+x^7)$
1	5	0	$\frac{15}{8}(7x^3-5x)$
1	5	1	$\frac{105}{32}(-9x^5+14x^3-5x)$
1	5	2	$\frac{315}{64}(-5x+21x^3-27x^5+11x^7)$
1	5	3	$\frac{3465}{512}(-5x+28x^3-54x^5+44x^7-13x^9)$
2	4	0	$\frac{15}{4}(3x^2-1)$
2	4	1	$\frac{105}{16}(-5x^4+6x^2-1)$
2	4	2	$\frac{315}{32}(-1+9x^2-15x^4+7x^6)$
2	4	3	$\frac{3465}{256}(-1+12x^2-30x^4+28x^6-9x^8)$
2	6	0	$\frac{105}{32}(-45x^4+42x^2-5)$
2	6	1	$\frac{315}{64}(77x^6-135x^4+63x^2-5)$
2	6	2	$\frac{3465}{512}(-5+84x^2-270x^4-308x^6-117x^8)$
2	6	3	$\frac{45045}{1024}(-1+21x^2-90x^4+154x^6-117x^8+33x^{10})$

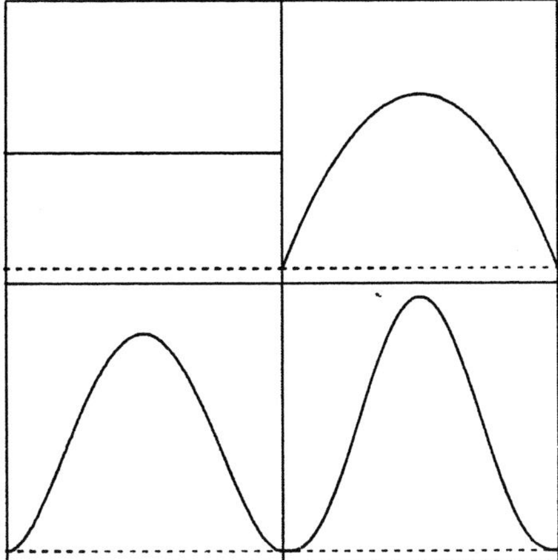

Abb. 2 μ-optimale Kerne zur Ordnung (0,2), $\mu = 0 - 3$
$\mu = 0$ oben li., $\mu = 1$ oben re., $\mu = 2$ unten li., $\mu = 3$ unten re.

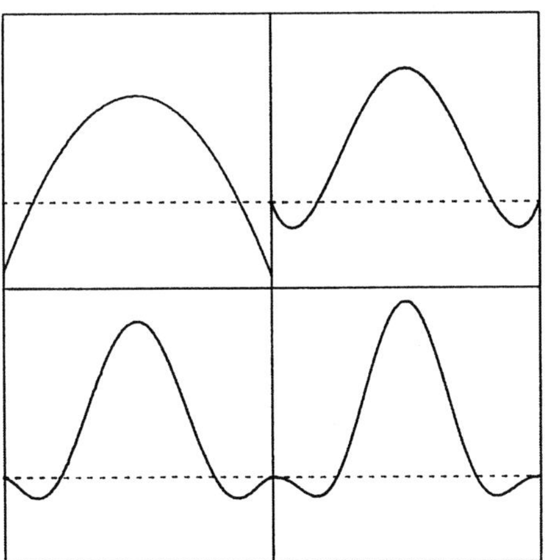

Abb. 3 μ-optimale Kerne zur Ordnung (0,4), $\mu = 0 - 3$
$\mu = 0$ oben li., $\mu = 1$ oben re., $\mu = 2$ unten li., $\mu = 3$ unten re.

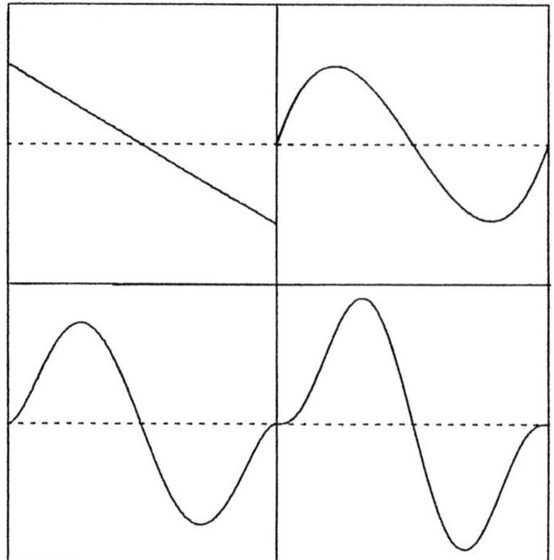

Abb. 4 μ-optimale Kerne zur Ordnung (1,3), $\mu = 0 - 3$
$\mu = 0$ oben li., $\mu = 1$ oben re., $\mu = 2$ unten li., $\mu = 3$ unten re.

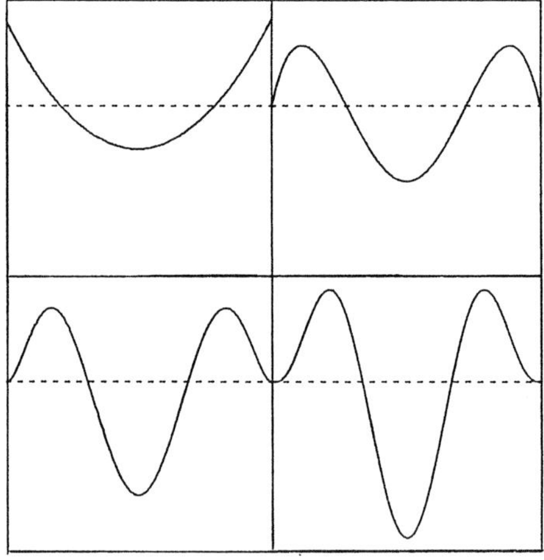

Abb. 5 μ-optimale Kerne zur Ordnung (2,6), $\mu = 0 - 3$
$\mu = 0$ oben li., $\mu = 1$ oben re., $\mu = 2$ unten li., $\mu = 3$ unten re.

Versuchen wir, den Kern so zu wählen, daß der MSE minimiert wird, so führt dies nach (11) auf das Variationsproblem

$$(\int K(x)^2 dx)^{k-\nu} \left| \int K(x) x^k dx \right|^{2\nu+1} = \min \tag{13}$$

unter (7), das nur unter der zusätzlichen Nebenbedingung, daß die Kernfunktion maximal (k-2) Vorzeichenwechsel hat, Lösungen besitzt (Gasser et al., 1985).

Alternativ können wir bei einem Kern vom Glattheitsgrad μ die Varianz der μ-ten Ableitung der geschätzten Kurve minimieren. Dies führt auf das Variationsproblem

$$\int K^{(\mu)}(x)^2 dx = \min \tag{14}$$

unter (7), dessen Lösungen in Müller (1984b) abgeleitet wurden. Wir bezeichnen sie als μ-optimale Kerne zur Ordnung (ν,k). Für $\mu = 1$ entsprechen diese Lösungen denen des Problems (13) unter der zusätzlichen Nebenbedingung. Für $\mu = o$ entsprechen sie Kernen, die die Varianz von $g_{n,\nu}$ minimieren, aber in ± 1 unstetig sind und daher zu ästhetisch unbefriedigenden Schätzungen führen. Die Lösungen des Problems (14) sind für die wichtigsten Werte von ν,k und μ in Tab. 1 zusammengestellt. Es handelt sich um auf $[-1,1]$ restringierte Polynome vom Grad $k+2\mu-2$. Einige dieser Polynome sind in den Abb. 2-5 dargestellt. Man erkennt deutlich die mit steigendem μ zunehmende Glattheit der Kernfunktion an den Randpunkten. Der Einfluß der Glattheit des Kerns auf geschätzte Kurven wird aus Abb. 6 ersichtlich. Die Bandbreiten wurden hierbei mit dem Rice-Kriterium bestimmt (s. folgender Abschnitt). Die Daten bestehen dabei aus Messungen des Hypophysen-Vorderlappenhormons FSH bei Jungen während der Pubertät. Von Interesse ist z. B. die Frage, ob die Verlaufskurve des FSH mit anderen charakteristischen Zeitpunkten der Pubertät (z. B. Einsetzen der Spermatogenese, Erreichen der maximalen pubertären Wachstumsgeschwindigkeit) in Verbindung gebracht werden kann.

5. Wahl von Bandbreiten

Diese ist von ähnlichem Einfluß auf das Verhalten des Schätzers wie die Wahl der Ordnung k des Kerns. Mit zunehmender Ordnung k vermindert sich der Einfluß der Bandbreite auf den MSE: Das Minimum der MSE(b)-Kurve wird zunehmend flacher (Gasser et al., 1985). Dies läßt sich auch asymptotisch begründen und ist einer der wesentlichen Vorteile bei der Wahl von Kernen höherer Ordnung. Im Zusammenhang mit der Wahl von Glättungs-

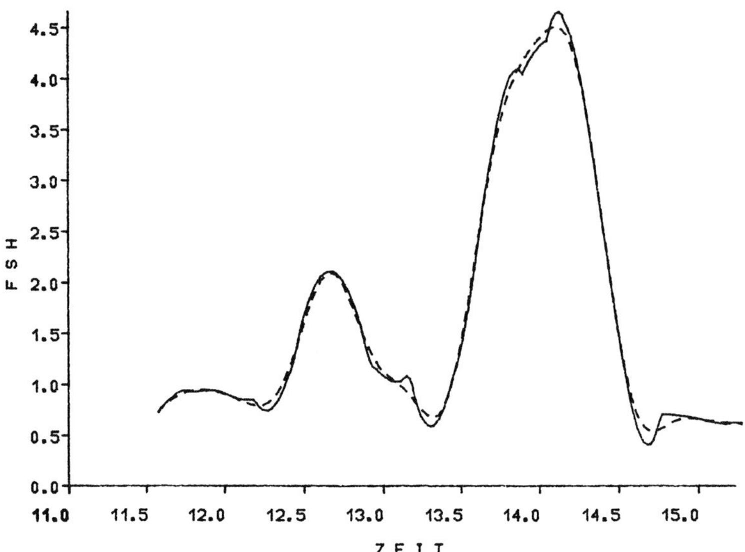

Abb. 6 Vergleich von Kernfunktionen unterschiedlicher Glattheit. Durchgezogene Linie = Minimum-Varianz-Kern: $\mu = 1$. Gestrichelte Linie: $\mu = 6$. Es ist jeweils $\nu = o$, $k = 4$ (Kerne 4. Ordnung). Dargestellt ist der Verlauf des FSH-Hormonspiegels bei einem Jungen während der Pubertät (x-Achse: Alter in Jahren). Die mit dem Rice-Kriterium bestimmten Bandbreiten sind 0.357 J. beim Kern mit $\mu = 1$, 0.684 J. beim Kern mit $\mu = 6$.

parametern gibt es noch zahlreiche ungelöste Fragen. Bei der Wahl von Bandbreiten kann man unterscheiden zwischen globalen Methoden, bei denen für die zu schätzende Kurve eine einheitliche Bandbreite gewählt wird, und lokalen oder adaptiven Methoden, bei denen die Bandbreite von Punkt zu Punkt variiert. Falls man die finit optimalen Bandbreiten kennt, führen letztere Methoden zu einem kleineren integrierten MSE. Das Prinzip dieser Methoden besteht im wesentlichen darin, einen Schätzer für den (integrierten) MSE bezüglich der Bandbreite zu minimieren. Zeigt man, daß dieser Schätzer auf gewissen Intervallen von Bandbreiten gleichmäßig gegen den (integrierten) MSE konvergiert, so kann man daraus die Konsistenz der entsprechenden Methode zur Bandbreitenwahl ableiten.
Die am längsten bekannte Methode zur globalen Bandbreitenwahl ist die Kreuzvalidierung (Cross-validation), vorgeschlagen von Wahba und Wold (1975) als Methode zur Bestimmung des Glättungsparameters bei kubischen glättenden Splines, vgl. Wahba (1975), Craven und Wahba (1979) und Wong (1983). Hierbei wird im Fall $\nu = 0$ diejenige Bandbreite b gewählt, die

$$CV(b) = \frac{1}{n} \sum_{i=1}^{n} (Y_i - g_n^{(i)}(t_i))^2 \qquad (15)$$

minimiert, wo $g_n^{(i)}(t_i)$ die Schätzung an der Stelle t_i ohne Benutzung der Beobachtung Y_i ist. Diese "cross-validation sum of squares" läßt sich als Prädiktionsfehler interpretieren.

Rice (1983, 1984) schlägt als Alternative vor, die Summe der quadrierten Residuen
$RSS(b) = \frac{1}{n}\sum_{i=1}^{n}(Y_i - g_n(t_i))^2$ als Grundlage für die Schätzung des zu minimierenden mittleren quadrierten Fehlers
$R(b) = \frac{1}{n}\sum_{i=1}^{n}(Y_i - g(t_i))^2$ zu verwenden. Der Erwartungswert von RSS(b) ist

$$\frac{1}{n}\sum_{i=1}^{n}(Y_i - g_n(t_i,b))^2 - \sigma^2 + \frac{2\sigma^2 K(o)}{nb} \qquad (16),$$

und die von Rice (1984) eingeführte Methode besteht darin, (16) bzgl. b zu minimieren, wobei für σ^2 die Schätzung

$$\hat{\sigma}^2 = \frac{3}{2n}\sum_{i=2}^{n-1}(Y_i - \tfrac{1}{3}(Y_{i-1} + Y_i + Y_{i+1}))^2 \qquad (17)$$

eingesetzt wird. Für Cross-validation und Rice-Methode liegen Konsistenzresultate vor.

Abb. 7 zeigt den Abfall der von einem Herzschrittmacher abgegebenen Frequenz nach der Implantation. Man interessiert sich hier für die Zeitpunkte, bei denen kritische Funktionsverluste eintreten, um die Überwachung der Patienten optimal planen zu können. In der Abb. werden die Rohdaten und die mit nach Cross-validation bestimmten Bandbreiten und mit dem Kern $\frac{3}{4}(1-x^2)\cdot 1_{([-1,1])}$ (1-optimal zur Ordnung (o,2)) geschätzte Kurve gezeigt, ferner eine zweite geschätzte Kurve, falls die Bandbreite halb so groß gewählt wird (verminderter Bias, erhöhte Varianz, grösserer integrierter MSE).
Bei der nichtparametrischen Regression sind solche Methoden noch nicht in größerem Maßstab erprobt worden. Für Vorschläge zur lokalen Bandbreitenwahl bei der Dichteschätzung vgl. Victor (1977) und die darin zitierte Literatur. Eine Zwei-Schritt-Methode besteht z. B. darin, nach (10) lokale Bandbreiten zu schätzen, wobei in einem ersten Schritt σ^2 nach (17) und $g^{(k)}(t)$ geschätzt werden (vgl. Müller und Stadtmüller, 1984). Eine andere auf Pilotschätzung beruhende Methode ergibt sich aus einer Schätzung von MSE(t), die im nächsten Abschnitt im Zusammenhang mit Konfidenzintervallen diskutiert wird.

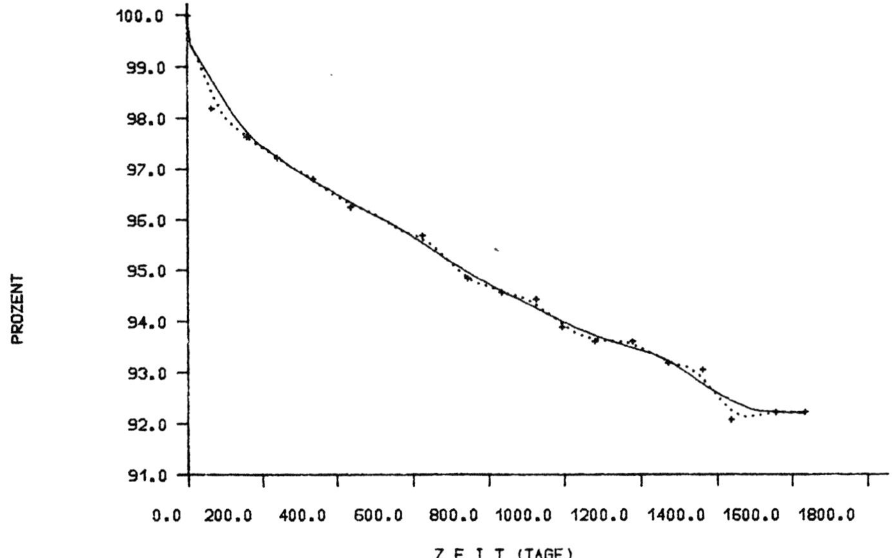

Abb. 7 Einfluß der Bandbreite auf die geschätzte Kurve. Gezeigt werden die Messungen der abgegebenen Frequenz eines Herzschrittmachers nach Implantation (+). Die durchgezogene Linie ist die mit der durch Cross-Validation bestimmten Bandbreite b^* geschätzte Kurve ($b^*=174.85$), die gepunktete Kurve die mit $b=\frac{1}{2}b^*$ geschätzte Kurve. Der Kern ist jeweils $K \equiv \frac{3}{4}(1-x^2)1_{[-1,1]}$ mit Modifikation an den Rändern.

6. Lokale Konfidenzbänder

Bei vielen Anwendungen von Verfahren der (parametrischen oder nichtparametrischen) Regression benötigt man Konfidenzbänder, um die Qualität der Schätzung beurteilen zu können, um verschiedene Kurven zu vergleichen oder um bei Eichkurven von der Genauigkeit einer Messung auf die Genauigkeit der zu bestimmenden Größe schließen zu können. Gerade bei Eichkurven (z. B. für Labormessungen) werden häufig, um einfache Verfahren der Regression anwenden zu können, lineare Zusammenhänge angenommen, die einer kritischen Überprüfung nicht standhalten (vgl. Clark, 1977). Ein anders geartetes Problem ist die Bestimmung von Konfidenzintervallen für eine "typische Kurve", die aus einer Stichprobe von Kurven gewonnen wird. Hier werden von vielen Praktikern für die einfache (Querschnitts-) Mittellung der Einzelkurven bestimmte Konfidenzintervalle als sog. "Antennen" eingezeichnet. Wir werden auf diesen Komplex im nächsten Abschnitt zurückkommen und gehen zunächst auf die Frage nach Konfidenzbändern für eine Verlaufskurve bzw. Eichkurve ein.

Hierbei lassen sich drei Arten von Konfidenzbereichen unterscheiden:

a) Gleichmäßige Konfidenzbänder. Diese können aus einem Resultat von Stadtmüller (1982) über die asymptotische Verteilung von $\sup_{x \in [\delta, 1-\delta]} |g_{n,\nu}(x) - g^{(\nu)}(x)|$ (für beliebige $0 < \delta < \frac{1}{2}$) abgeleitet werden.

b) Konfidenzbereiche für charakteristische Punkte. Häufig interessiert man sich weniger für den gesamten Verlauf einer Kurve als vielmehr für einzelne Punkte, meist Lage und Größe eines Gipfels. Die asymptotische gemeinsame Grenzverteilung für Lage und Größe eines Gipfels wird in Müller (1985) abgeleitet; es ergibt sich eine bivariate Normalverteilung mit Korrelation 0, und daraus lassen sich approximative Konfidenzellipsen für Gipfel und andere charakteristische Punkte (z. B. Wendepunkte) bestimmen.

c) Lokale Konfidenzbänder. Diese lassen sich nicht unmittelbar aus der lokalen Grenzverteilung ableiten, da wir den Bias des Schätzers im allgemeinen nicht vernachlässigen können.

Wir diskutieren hier nur c) ausführlicher. Um das Problem mit dem Bias zu umgehen, schlug Clark (1980) vor, approximative Konfidenzintervalle aus der Verteilung $N(0, (\mathrm{IMSE}(g_{n,\nu}))^{1/2})$ zu bestimmen, wo IMSE = integrierter MSE, der zu schätzen ist. Wir greifen diese Idee auf, schätzen aber $\mathrm{MSE}(g_{n,\nu}(t))$ anstelle von $\mathrm{IMSE}(g_{n,\nu})$ und leiten lokale Konfidenzintervalle aus $N(0, \widehat{\mathrm{MSE}}(g_{n,\nu}(t))^{1/2})$ ab. Man kann leicht ausrechnen, wie sich die "echten" Konfidenzintervalle basierend auf $N(dg^{(k)}(t)B_k, \sigma^2 V)$ nach (12) zu diesen "approximativen" Konfidenzintervallen basierend auf $N(0, \mathrm{MSE}(g_{n,\nu}(t))^{1/2})$ verhalten. Den benötigten Schätzer für den MSE leiten wir aus (5), (6) ab:

$$\widehat{\mathrm{Bias}}(g_{n,\nu}(t)) = \sum_{i=1}^{n} w_i g_n(t_i) - g_n^{(\nu)}(t) \tag{18},$$

wobei $g_n(t)$ eine ν-mal differenzierbare Pilotschätzung ist (mit einem ν-mal differenzierbaren Kernschätzer bestimmt) und

$$\widehat{\mathrm{var}}(g_{n,\nu}(t)) = \hat{\sigma}^2 \sum_{i=1}^{n} w_i^2 \tag{19}$$

wo $\hat{\sigma}^2$ nach (17) geschätzt wird.

Es ergibt sich $\widehat{\mathrm{MSE}}(g_{n,\nu}(t)) = \widehat{\mathrm{var}}(g_{n,\nu}(t)) + \widehat{\mathrm{Bias}}(g_{n,\nu}(t))^2$. Unter gewissen Regularitätsbedingungen konvergiert $\widehat{\mathrm{MSE}}(g_{n,\nu}(t))$ für geeignete Intervalle von Bandbreiten gegen $\mathrm{MSE}(g_{n,\nu}(t))$ und ist daher auch zur lokalen Bandbreitenwahl geeignet. Im Fall $\nu = 0$ wählen wir als Pilotschätzer g_n den Kernschätzer selbst mit derselben Bandbreite und demselben Kern. Nach (12) erhalten wir approximative Konfidenzintervalle aus $N(0, [\widehat{MSE}(g_{n,\nu}(t))]/(nb))$. Lokale 95%-Konfidenzbänder für die Herzschrittmacherkurve von Abb. 7 sind in Abb. 8 zu sehen. Man erkennt die Verbreiterung der Konfidenzbänder an den Endpunkten, was durch die Vergrößerung des MSE in den Randbereichen bedingt ist.

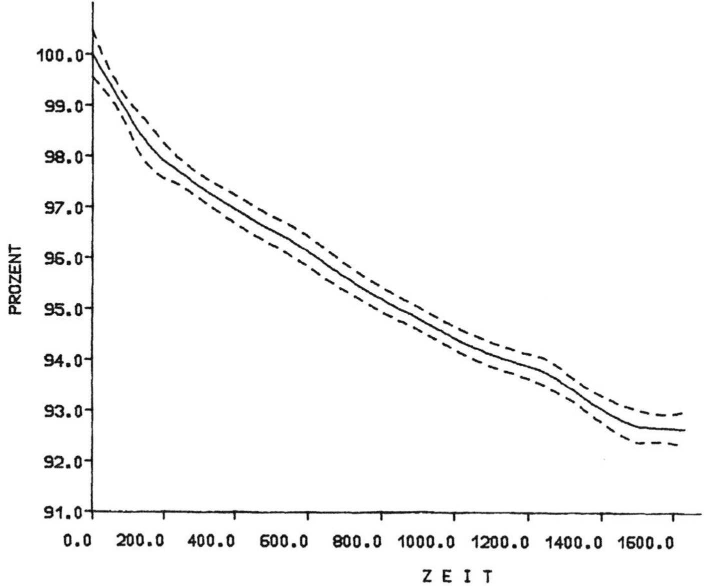

Abb. 8 Lokale Konfidenzintervalle für Kurvenschätzungen. Für dieselben Daten wie in Abb. 7 sind die mit $b^* = 174.85$ geschätzte Kurve und gestrichelt approximative 95%-Konfidenzintervalle nach der im Text beschriebenen Methode dargestellt

7. Stichproben von Kurven

Bei Stichproben von Verlaufskurven im Modell

$$Y_{ij} = g_j(t_{ij}) + \varepsilon_{ij}, \quad i=1\ldots n_j, \quad j=1\ldots N \tag{20}$$

besteht die übliche Fragestellung darin, eine "typische Verlaufskurve" und "Stichproben-Konfidenzbänder" für diese mittlere Kurve zu bestimmen. Das naheliegende Vorgehen, bei N vorliegenden Kurven $g_1 \ldots g_N$ einfach eine Mittelwertkurve $\bar{g} = \frac{1}{N} \sum_{i=1}^{N} g_i$ und zugehörige lokale Konfidenzintervalle, sog. "Antennen" anzugeben, ist im allgemeinen völlig unbefriedigend, wie im folgenden gezeigt wird.

Von einer"typischen Verlaufskurve"kann man nur sprechen, wenn ein stochastisches Modell aufgestellt werden kann, das die einzelnen Kurven $g_1 \dots g_N$ mit der "typischen" als "glatt" vorausgesetzten Kurve $G:[o,1] \to \mathbb{R}$ verknüpft. In gewissen dieser Modelle kann die Mittelwertkurve $\bar{g}$ durchaus ein vernünftiger Schätzer für G sein, z.B. wenn das Modell gegeben ist durch

$$Y_{ij} = G(t_i) + h_j(t_i) + \varepsilon_{ij} \quad , \quad i=1\dots n_j, \; j=1\dots N \qquad (21)$$

wo ε_{ij} unabhängig identisch verteilt sind mit $E\varepsilon_{ij} = o$, $E\varepsilon_{ij}^2 = \sigma^2 < \infty$ und $h_j:[o,1] \to \mathbb{R}$ zufällige, identisch verteilte glatte Funktionen sind mit $Eh_j(t) = o$, $\operatorname{var} h_j(t) = \sigma^2(t)$, wo $\sigma^2(t)$ eine glatte Funktion ist. Das Modell (20) ist für Verlaufskurven plausibel, bei denen die Terminierung des Verlaufs bei allen Individuen exakt identisch ist und sich nur die Amplituden unterscheiden, wie es z.B. bei Manipulierung der Individuen zu festgesetzten Zeiten mit anschließender Messung einer Reaktionsgröße der Fall sein kann. Hier haben $\bar{g}$ und "Antennen" ihre Berechtigung. Dies gilt jedoch nicht, wenn die individuelle Zeitskala unterschiedlich ist, wie meist bei biologischen Verläufen. Falls wir nur Unterschiede in der Zeitskala, also eine biologische Eigenzeit, aber keine Unterschiede in der Amplitude annehmen, so führt dies zum Gegenstück von Modell (21):

$$Y_{ij} = G(t_i + f_j(t_i)) + \varepsilon_{ij} \; , \; i=1\dots n_j \; , \; j=1\dots N \qquad (22),$$

wo die Annahmen an G, ε_{ij} und f_j wie bei (21) sind (f_j tritt an die Stelle von h_j). Ein solches Modell kann beim Abfall der prozentualen Frequenzleistung der Herzschrittmacher bei verschiedenen Individuen angenommen werden. Hierbei interessieren die Zeiten, zu denen gewisse Zustände (z.B. Funktionsgrad 95 %) bei den einzelnen Individuen durchlaufen werden. Bilden wir ein Mittel dieser Zeiten jeweils für alle möglichen Funktionsgrade, so liefert dies unter Regularitätsvoraussetzungen eine konsistente Schätzung für G und zugehörige lokale Konfidenzbänder. Dies wird am Beispiel der Herzschrittmacherkurven in Müller und Ihm (1985) näher ausgeführt. Die Modelle (21), (22) sind Spezialfälle eines Modells, bei dem individuelle Terminierung ebenso wie individuelle Amplitudenvariation möglich sind, wie es meist bei biomedizinischen Anwendungen der Fall sein dürfte.

$$Y_{ij} = G(t_{ij} + f_j(t_{ij})) + h_j(t_{ij}) + \varepsilon_{ij} \; , \; i=1\dots n_j, \; j=1\dots N \quad (23)$$

wo G, f_j , h_j , ε_{ij} die Anforderungen von (21), (22) erfüllen und die

t_{ij} für alle j "gleichmäßig" auf [o,1] verteilt sein sollen.

Bei den Modellen (22), (23) ist es im allgemeinen wenig sinnvoll, G mithilfe von $\bar{g}$ schätzen zu wollen. Wählen wir z. B. $G \equiv 2 - 2x + 4\exp(-(x-0.5)^2/0.01)$, $\sigma^2=0.2$, $t_{ij} = i/n$, $n = 20$, $f_j = z_j(\sin \pi x)$, $h_j \equiv x_j \cdot (\sin \pi x)$, wo $x_j \sim N(0,1)$ $z_j \sim N(0,1/16)$, $\varepsilon_{ij} \sim N(0,4/25)$ Pseudozufallsvariable sind, $j = 1...N$, $N = 20$, und bilden wir $\bar{g}$ aus den einzeln geschätzten Funktionen g_j (mit 1-optimalem Kern (0,4) und Bestimmung der jeweils optimalen Bandbreite mit Cross-validation), so ergibt sich eine "mittlere" Kurve, deren Gipfel weitaus flacher und niedriger ist als der von G, siehe Abb. 9.

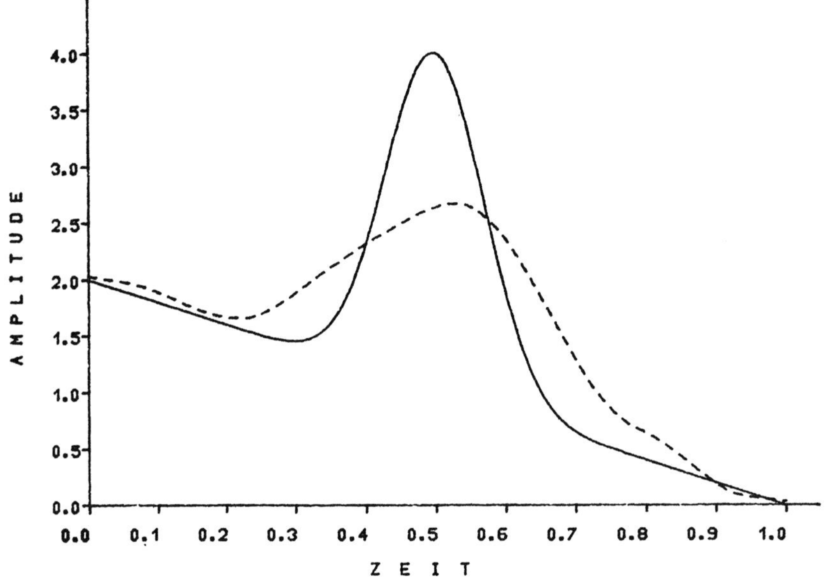

Abb. 9 Aus einer Stichprobe von Kurven durch gewöhnliches Querschnittsmittel gebildete "typische longitudinale" Verlaufskurve (gestrichelt) im Vergleich zur wahren Verlaufskurve (durchgezogene Linie). In einer Simulation wurden die einzelnen Stichprobenkurven durch zufällige Verzerrung in x- und y-Richtung der zugrundeliegenden Kurve $y=2-2x + 4\exp(-(x-0.5)^2/0.01)$ erzeugt und dann das gewöhnliche Stichprobenmittel gebildet (Details siehe Text)

Danksagung

Herrn Chr. Lohrengel danke ich für das Plotten der Abb. 6-9 und die Erstellung von FORTRAN-Programmen.

Literaturverzeichnis

Benedetti, J. K. (1977). On the nonparametric estimation of regression functions. J. Roy. Statist. Soc. B 39, 248-253

Cheng, K. F. und Lin, P.E. (1981). Nonparametric estimation of a regression function. Z. Wahrscheinlichkeitstheorie verw. Geb. 57, 223-233

Clark, R. M. (1977). Non-parametric estimation of a smooth regression function. Journal Royal Statist. Soc. B 39, 107-113

Clark, R. M. (1980). Calibration, cross-validation and carbon - 14. II. J. Roy. Statist. Soc. A 143, 177-194

Cleveland, W. S. (1979). Robust locally weighted regression and smoothing scatterplots. J. Am. Statist. Assoc. 74, 829-836

Collomb, G. (1981). Estimation non-paramétrique de la régression: revue bibliographique. Int. Statist. Review 49, 75-93

Craven, P. und Wahba, G. (1979). Smoothing noisy data with spline functions. Numerische Mathematik 31, 377-403

Draper, N. R. und Smith, H. (1981). Applied regression analysis, Wiley, New York

Gasser, Th. und Müller, H. G. (1979). Kernel estimation of regression functions. Smoothing techniques for curve estimation. Ed. Th. Gasser und M. Rosenblatt, Lecture notes in mathematics 757, 23-68

Gasser, Th. und Müller H. G. (1984). Estimating regression functions and their derivatives by the kernel method. Scand J. Statist. 11, 171-185

Gasser, Th., Müller, H. G. und Mammitzsch, V. (1985). Kernels for nonparametric curve estimation. J. Royal Statist. Soc. B, im Druck

Müller, H. G. (1984a). Smooth optimum kernel estimators of regression curves, densities and modes. Ann. Statist. 12, 766-774

Müller, H. G. (1984b). Boundary effects in nonparametric curve estimation models. Compstat 1984, Ed. T. Havranek et al., Physica-Verlag, 84-89

Müller, H. G. (1985). Kernel estimators of zeros and of location and size of extrema of regression functions. Erscheint in Scand. J. Statist.

Müller, H. G. und Ihm, P. (1985). Kernel estimation techniques for the analysis of samples of longitudinal curves. Manuscript.

Müller, H. G. und Stadtmüller, U. (1984). Variable bandwidth kernel estimators of regression curves. Manuscript.

Reinsch, C. H. (1967). Smoothing by spline functions. Numer. Math. 10, 177-183

Rice, J. (1983). Methods for bandwidth choice in nonparametric kernel regression. Computer science and statistics: The interface. Ed. J. E. Gentle, North-Holland 1983, 186-190

Rice, J. (1984). Bandwidth choice for nonparametric kernel regression. Ann. Statist. 12, 1215-1230

Rutkowski, L. (1982). Orthogonal series estimates of a regression function with applications in system identification. Probability and statistical inference, Ed. W. Grossmann et al., 343-347

Schoenberg, I. J. (1964). Spline functions and the problem of graduation. Proc. Nat. Acad. Sci. USA 52, 947-950

Schuster, E. und Yakowitz, S. (1979). Contributions to the theory of nonparametric regression, with applications to system identification. Ann. Statist. 7, 139-149

Silverman, B. W. (1984). Spline smoothing: the equivalent variable kernel method. Ann. Statist. 12, 898-916

Silverman, B. W. (1985). Some aspects of the spline smoothing approach to nonparametric regression curve fitting. Erscheint in J. Royal Statist. Soc. B47

Stadtmüller, U. (1982). Nichtparametrische Schätzung einer Regressionsfunktion in einem Modell mit festem Meßdesign. Habilitationsschrift, Universität Ulm

Victor, N. (1978). Alternativen zum klassischen Histogramm. Meth. Inform. Med. 17, 120-126

Wahba, G. (1975). Smoothing noisy data with spline functions. Numer. Math. 24, 383-393

DISKRIMINATION UND KLASSIFIKATION VON VERLAUFSKURVEN

W. Grossmann

1. Einleitung

Für viele Fragestellungen der statistischen Praxis sind Verlaufskurven das einfachste Objekt der Beobachtung. Wir verstehen darunter das folgende Modell

$$Y(t) = f(t) + Z(t) \qquad a \leq t \leq b \tag{1.1}$$

Dabei ist $Y(t)$ der Prozeß, der zu bestimmten Zeitpunkten $t_1,\ldots,t_n$ beobachtet wird, $f(t)$ ist eine unbekannte Regressionsfunktion, die den Verlauf des interessierenden Phänomens beschreibt und $Z(t)$ ist ein stochastischer Störprozeß, dessen Mittelwertsfunktion $E(Z(t))$ konstant 0 ist.

Wir interessieren uns für die folgenden beiden Fragestellungen:

a) Diskrimination: Gegeben seien r Gruppen durch ihre Mittelwertsfunktionen $f_1(t),\ldots,f_r(t)$ und eine Verlaufskurve $y(t)$. Man bestimme die Klassenzugehörigkeit von $y(t)$.
b) Klassifikation (Clustering): Gegeben seien n Beobachtungsreihen $y_1(t),\ldots,y_n(t)$. Man bestimme eine Klasseneinteilung in r Klassen für die gegebenen Funktionen und ermittle den typischen Repräsentanten in jeder Klasse.

Beide Fragestellungen lassen sich mit den klassischen Methoden der Diskriminanz- und Clusteranalyse behandeln, wenn gewisse zusätzliche Voraussetzungen an das Modell gemacht werden. Typische Annahmen sind etwa zumindest eine der folgenden beiden:

(i) Die Messungen an verschiedenen Versuchspersonen werden alle zu gleichen Zeitpunkten vorgenommen.

(ii) Für den Verlauf der einzelnen Regressionsfunktionen liegt ein parametrisches Modell vor.

Für die Praxis sind jedoch Verlaufskurven typisch, die durch folgende Eigenschaften charakterisiert sind:

(i) Der Verlauf der Regressionsfunktion ist nicht durch ein bestimmtes parametrisches Modell global definierbar.

(ii) Die Beobachtung der verschiedenen Verlaufskurven erfolgt zu unterschiedlichen Zeitpunkten. Weiters kann auch die Anzahl der Beobachtungen und die Länge des Beobachtungsintervalls von Fall zu Fall unterschiedlich sein.

(iii) Zwischen den einzelnen Beobachtungen einer Verlaufskurve besteht eine stochastische Abhängigkeit.

Zur statistischen Analyse derartiger Probleme sind in jüngster Zeit eine Reihe von neuen Verfahren entwickelt worden. Das wesentliche methodische Hilfsmittel ist dabei die nichtparametrische Regressionsanalyse. Von den drei grundsätzlichen Ansätzen (Kernschätzung, Nächste Nachbarschaftschätzung, Splineschätzung) scheint die Methode der Splines am geeignetsten zu sein. Dies vor allem aus folgenden Gründen:

(i) Splineschätzer erlauben ein parametrisches Modell, das in der weiteren Analyse relativ einfach verwendet werden kann.

(ii) Die Methode ist auch für kleine Stichprobenumfänge geeignet.

(iii) Die numerische Bestimmung von Splineschätzern ist relativ einfach und von der Numerik her gut entwickelt.

Wir werden uns daher im folgenden nur mit Methoden beschäftigen, die direkt oder indirekt Splineschätzer verwenden. Die grundlegende Theorie der Splines wird im zweiten Abschnitt behandelt. Der dritte Abschnitt beschäftigt sich mit verschiedenen Methoden der Diskrimination von Verlaufskurven und im vierten Abschnitt gehen wir kurz auf das Klassifikationsproblem ein. Ein Beispiel im Anhang aus dem Bereich der Sportmedizin demonstriert die Anwendbarkeit einiger der vorgestellten Verfahren.

2. Splinefunktionen als Modelle für Verlaufskurven

2.1. Definition von Splinefunktionen

Bekanntlich kann jede Funktion, die m-fach differenzierbar ist durch ein Polynom vom Grad m-1 approximiert werden und wir erhalten die Darstellung

$$f(t) = \sum_{i=1}^{m-1} \alpha_i t^i + r(t) \qquad a \le t \le b \qquad (2.1)$$

Der Nachteil der Polynomapproximation liegt darin,daß die Approximationsfunktion durch ihr lokales Verhalten bereits global bestimmt ist. Daher scheiden Polynome als Modelle für Funktionen mit strukturellen Veränderungen praktisch aus. Splinefunktionen bieten die Möglichkeit derartige Schwierigkeiten zu umgehen, da sie das Restglied in (2.1) ebenfalls zu approximieren versuchen.

Von den verschiedenen Methoden Splinefunktionen zu definieren ist die Methode der B-Splines für numerische Zwecke die beste und wir wollen uns im weiteren stets auf diese beschränken. Wir betrachten dazu eine Menge von Knoten $\xi_1,\dots,\xi_k$ im Intervall [a,b] wobei wir voraussetzen, daß die Knoten geordnet sind, also $a\le\xi_1<\xi_2<\dots<\xi_k\le b$. Der B-Spline der Ordnung m mit Knoten $\xi_i,\dots,\xi_{i+m}$ wird mit $B_{i,m}(t)$ bezeichnet und ist durch folgende Rekursion definiert

$$B_{i,1}(t) = \begin{cases} 1 & \xi_i\le t<\xi_{i+1} \qquad 1\le i\le k \\ 0 & \text{sonst} \end{cases}$$

$$B_{i,m}(t) = \frac{t-\xi_i}{\xi_{i+m-1}-\xi_i}B_{i,m-1}(t) + \frac{\xi_{i+m}-t}{\xi_{i+m}-\xi_{i+1}}B_{i+1,m-1}(t) \tag{2.2}$$

Wenn man noch zusätzlich die 2m Knoten $\xi_0=\xi_{-1}=\dots=\xi_{-(m-1)}=a$, $\xi_{k+1}=\dots=\xi_{k+m}=b$ definiert, so erhält man für jedes m eine Menge von k+m Basisfunktionen $B_{i,m}(t)$, $-(m-1)\le i\le m$ im Intervall [a,b] und man definiert als Splinefunktion der Ordnung m mit Knotenmenge $\xi_1,\dots,\xi_k$ jede Linearkombination

$$S(t) = \sum_{j=-m+1}^{k}\gamma_j B_{j,m}(t) \tag{2.3}$$

Von besonderer praktischer Bedeutung sind die Splines der Ordnung 2 und 4. Typische Basisfunktionen haben hier die folgende Form:

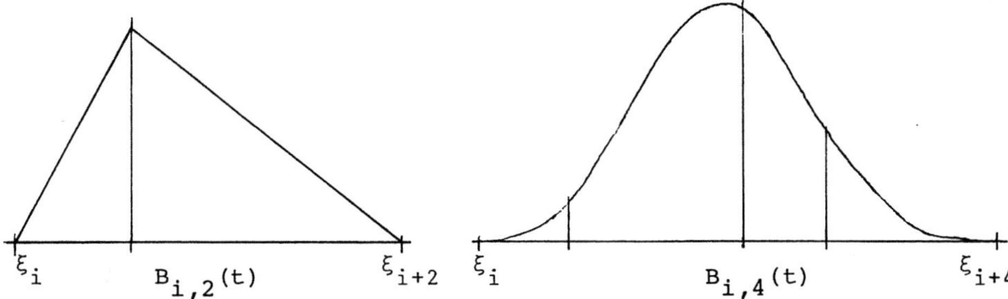

Die Basisfunktionen sind also stückweise Polynome und besitzen stetige Ableitungen der Ordnung (m-2). Die (m-1)-te Ableitung hat Sprünge an den Knoten. Für feste gegebene Knotenfolge sind die Splines außerdem lineare Funktionen der Basisfunktionen $B_{i,m}$. Zur Wahl der Knoten gibt es grundsätzlich drei verschiedene Möglichkeiten:

(i) Die Knoten werden fest vorgegeben

(ii) Jeder Beobachtungspunkt wird als Knoten gewählt

(iii) Die Knoten werden "optimal" in Abhängigkeit von den Beobachtungen gewählt.

Für die Zwecke der Diskrimination ist primär das Modell der festen Knoten von Interesse, bei der Klassifikation jenes mit Knoten in den Beobachtungspunkten. Bezüglich der freien Knotenwahl sei auf Eubank (1984) verwiesen. Dieser Übersichtsartikel enthält auch eine Reihe von weiteren Anwendungen der Splinefunktionen in der Statistik. Einen guten Überblick über die numerische Behandlung der Splines findet man in de Boor (1978).

2.2. Splines mit festen Knoten

Gegeben sei das Modell (1.1) und n Beobachtungen zu den Zeitpunkten $t_1,\dots,t_n$, d.h. wir erhalten eine Folge von Beobachtungen der Form

$$y(t_i) = f(t_i) + Z(t_i) \qquad 1 \leq i \leq n \tag{2.4}$$

Für die Beobachtungsfehler $Z(t_i)$ wollen wir annehmen, daß es sich um einen Ornstein-Uhlenbeck Prozeß handelt. Die einzelnen $Z(t_i)$ sind also normalverteilt mit Mittelwert O und Varianz σ^2 und für die Kovarianzfunktion gilt $E(Z(t_i).Z(t_j)) = \sigma^2\exp(-\rho|t_i-t_j|)$. Bekanntlich ist dieser Prozeß die Verallgemeinerung eines autoregressiven Prozesses für nicht äquidistante Meßpunkte. Zur Schätzung von f(t) soll diese durch eine Splinefunktion der gegebenen Ordnung m mit festen Knoten $\xi_1,\dots,\xi_k$ approximiert werden. Es muß also der Parametervektor $\underline{\gamma}' = (\gamma_{-m+1},\dots,\gamma_k)$ aus (2.3) geschätzt werden. Im weiteren bezeichnen wir mit C die Designmatrix der Beobachtungen. Diese ist eine $(n\times(k+m))$-Matrix mit Koeffizienten $c_{ij} = B_{j,m}(t_i)$. Falls die Beobachtungswerte zeitlich geordnet sind, hat C eine Blockstruktur der folgenden Form

$$C = \begin{pmatrix} C_1 O \dots O \\ O C_2 O \dots O \\ O O C_3 \quad . \\ \dots \quad . \\ \dots \quad . \quad . \\ \dots \quad C_k \end{pmatrix} \tag{2.5}$$

Der Block C_i hat genau m Spalten, die den B-Splines $B_{i-m+1,m}(t),\dots,$ $B_{i,m}(t)$ entsprechen und n_i Zeilen, die der Anzahl der Beobachtungen im Knotenintervall $[\xi_i,\xi_{i+1})$ entsprechen.

Falls in jedem Knotenintervall mindestens eine Beobachtung liegt hat die Matrix C vollen Rang und wir können den besten linearen Schätzer

γ bzw. den kleinsten Quadratschätzer $\hat{\gamma}$ in folgender Form schreiben

$$\hat{\underline{\gamma}} = (C'C)^{-1}C'\underline{Y} \qquad \underline{\gamma} = (C'D^{-1}C)^{-1}C'D^{-1}\underline{Y} \tag{2.6}$$

Dabei ist $\underline{Y} = (y(t_1),\ldots,y(t_n))'$ der Beobachtungvektor und D^{-1} ist die Inverse der Kovarianzmatrix der Beobachtungen. Falls die Zeitpunkte geordnet sind, so ergibt sich mit den Bezeichnungen: $r=e^{-\rho}$ und $\Delta_{ij} = t_j-t_i$ folgende Form für D und D^{-1}

$$D = (d_{ij})_{\substack{i=1,\ldots,n\\ j=1,\ldots,n}} \qquad d_{ij}=d_{ji}=\sigma^2 r^{\Delta_{ij}} \quad i\leq j \tag{2.7a}$$

$$D^{-1}= (\tilde{d}_{ij})_{\substack{i=1,\ldots,n\\ j=1,\ldots,n}} \qquad \tilde{d}_{11}=(\sigma^2(1-r^{2\Delta_{12}})^{-1}$$

$$\tilde{d}_{nn}=(\sigma^2(1-r^{2\Delta_{(n-1)n}})^{-1}$$

$$\tilde{d}_{kk}=\frac{1-r^{2\Delta_{(k-1)(k+1)}}}{\sigma^2(1-r^{2\Delta_{(k-1)k}})(1-r^{2\Delta_{k(k+1)}})} \qquad k=2,\ldots,n-1 \tag{2.7b}$$

$$\tilde{d}_{kk+1}=\frac{-r^{\Delta_{k(k+1)}}}{\sigma^2(1-r^{2\Delta_{k(k+1)}})} \qquad k=1,\ldots,n-1 \qquad \tilde{d}_{ij}=0 \quad |i-j|>1$$

Falls ρ und σ^2 unbekannt sind, so muß in einem dreistufigen Verfahren zuerst $\hat{\gamma}$ geschätzt werden, hernach werden ρ und σ^2 aus den Residuen geschätzt und dann wird γ bestimmt.

Die Verteilung der Koeffizienten γ und $\hat{\gamma}$ kann einfach bestimmt werden. Unter den Voraussetzungen für Z(t) sind beide Schätzungen normalverteilt. Für Mittelwerte und Kovarianzen gilt

$$E(\gamma) = (C'D^{-1}C)^{-1}C'D^{-1}\underline{f} \qquad E(\hat{\gamma}) = (C'C)^{-1}C'\underline{f}$$
$$\mathrm{Cov}(\gamma) = (C'D^{-1}C)^{-1} \qquad \mathrm{Cov}(\hat{\gamma}) = (C'C)^{-1}C'DC(C'C)^{-1} \tag{2.8}$$

Dabei ist $\underline{f} = (f(t_1),\ldots,f(t_n))'$ der Vektor der Regressionsfunktion an den Beobachtungspunkten.

Wir müssen allerdings berücksichtigen, daß es sich bei diesem Modell um ein sogenanntes inadäquates Regressionsmodell handelt. Da dies für die Anwendung bei der Diskrimination von Bedeutung ist, wollen wir kurz auf dieses Problem eingehen. Wir betrachten dazu die Menge aller Splinefunktionen $\mathcal{S} = \{ \Sigma\gamma_j B_{j,m}(t) \}$ (mit fester Knotenmenge und gegebener Ordnung) und definieren den Abstand zwischen f(t) und einem Spline S(t) durch

$$d(S,f) = \left(\int_a^b (S(t) - f(t))^2 dt\right)^{1/2} \tag{2.9}$$

$S_f(t)$ sei der Spline, der $d(S,f)$ minimiert und $\hat{\gamma}_f$ sei der dazugehörige Koeffizientenvektor.Aus der allgemeinen Theorie der inadäquaten Regressionsmodelle folgt, daß bei geeigneter Wahl der Beobachtungspunkte der mittlere Bias von $\hat{S}(t) = \Sigma\hat{\gamma}_j B_{j,m}(t)$

$$BIAS(S) = \Sigma(\hat{S}(t_i) - f(t_i))^2/n \tag{2.10}$$

gegen $d^2(S_f,f)$ konvergiert (vgl. Humak(1983),p.34).

In diesem Sinne stellt also die Splineschätzung mit festen Knoten eine beste Approximation an das theoretische Modell dar. Allerdings ist die Schätzung $\hat{\gamma}$ keine erwartungstreue Schätzung für γ_f, sondern nur asymptotisch erwartungstreu.

Ein weiteres Gütemaß, das in der nichtparametrischen Regression meist betrachtet wird ist der integrierte mittlere quadratische Fehler (IMSE). Dieser ist durch

$$IMSE(\hat{S}) = \int_a^b E(\hat{S}(t) - f(t))^2 dt \tag{2.11}$$

definiert. Wenn wir die folgende Zerlegung für die mittlere quadratische Abweichung an einer Stelle t

$$\begin{aligned} E(\hat{S}(t) - f(t))^2 &= Var(\hat{S}(t)) + Bias(\hat{S}(t)) \\ Var(\hat{S}(t)) &= B'(t)Cov(\hat{\gamma})B(t) \\ Bias(\hat{S}(t)) &= (B'(t)E(\hat{\gamma}) - f(t))^2 \\ B(t) &= (B_{-m+1,m}(t),\dots,B_{k,m}(t))' \end{aligned} \tag{2.12}$$

einsetzen, so ergibt sich die Darstellung

$$IMSE(\hat{S}) = \int Var(\hat{S}(t))dt + \int Bias(\hat{S}(t))dt \tag{2.13}$$

Wenn in jedem Knotenintervall die Anzahl der Beobachtungen genügend groß ist, sokann der IMSE durch den Modellfehler $d^2(S_f,f)$ approximiert werden (vgl. Agarwal und Studden (1980)).

Zur praktischen Berechnung der Splines mit festen Knoten kann im Prinzip jedes Regressionsprogramm verwendet werden. Einfacher ist jedoch die Verwendung der IMSL für den Fall der kubischen Splines ($m = 4$). Ein Programmsystem, das speziell für die Analyse von Verlaufskurven geeignet ist, ist das System SPASP (vgl. Pflug et al. (1984)). Alle diese Programme schätzen jedoch $\hat{\hat{\gamma}}$. Für diesen kleinsten Quadratschätzer gelten die obigen Überlegungen sinngemäß.

2.3. Glättende Splines

Das in 2.2. definierte Modell setzte Kenntnisse über die Regressionsfunktion voraus, die sich in der Wahl der festen Knotenpunkte widerspiegelt. Ist keine solche Information bekannt, so kann man als Knoten die Beobachtungspunkte $t_1,\ldots,t_n$ wählen, die wieder als geordnet vorausgesetzt werden. Von den möglichen Begründungen, die zu diesem Ansatz führen, sind für unsere Zwecke zwei von besonderem Interesse.

Die erste entspricht dem in (2.4) definierten Beobachtungsmodell. Betrachten wir darin die Reihenentwicklung gemäß (2.1) so erscheint es sinnvoll an eine Approximationsfunktion $\hat{S}(t)$ die Forderung zu stellen, daß $\int r^2(t)dt$ "klein" wird. Andererseits soll aber auch die mittlere quadratische Abweichung von den Beobachtungswerten nicht zu groß werden. S(t) wird somit als jene Funktion definiert, die den folgenden Ausdruck minimiert.

$$n^{-1}(\underline{y} - \underline{f})'D^{-1}(\underline{y} - \underline{f}) + \lambda\int_a^b(f^{(m)}(t))^2dt = \min \tag{2.14}$$

Dabei ist f eine (m-1)-fach stetig differenzierbare Funktion mit beschränkter m-ter Ableitung. Die Lösung dieser Aufgabe ist ein glättender Spline der Ordnung 2m mit Knoten in den Beobachtungspunkten. Die Koeffizienten werden so gewählt, daß (2.14) erfüllt ist (vgl. Reinsch (1967)). Insbesondere erhält man für m = 2 den praktisch wichtigen Fall der kubischen Splines.

Wesentlich für die Güte des Verfahrens ist die Wahl der Konstanten λ. Diese kann durch Crossvalidation bestimmt werden. Dadurch erhält man jenes λ, das den erwarteten mittleren Bias E(BIAS(S)) asymptotisch minimiert (vgl. Craven und Wahba (1979)).

Falls die Kovarianzfunktion nicht bekannt ist, so kann man auch den glättenden Spline so ermitteln, daß in (2.14) D durch die Einheitsmatrix ersetzt wird. Eine derartige Prozedur für kubische Splines steht in der IMSL zur Verfügung.

Ein zweites Modell, das zu glättenden Splines führt, ist folgende Verallgemeinerung des aus der Zeitreihenanalyse bekannten Modells der gleitenden Durchschnitte. Wenn wir in der Darstellung (2.1) das Restglied durch den Prozeß

$$(\sigma_X\int_a^t(t-u)^{m-1}dW(u))/(m-1)! \tag{2.15}$$

approximieren (W(u) ist dabei ein Standard-Wienerprozeß), so ergibt sich folgendes Modell für die Beobachtungen

$$Y(t) = \sum_{i=0}^{m-1} \alpha_i t^i + X(t) + Z(t) \qquad (2.16)$$

Die beste lineare Vorhersage für Y(t) ist dann der glättende Spline, der (2.14) minimiert, mit $\lambda = (n\sigma_X^2)^{-1}$ (vgl. Wecker und Ansley (1983), Kitagawa (1984)).

3. Diskrimination von Verlaufskurven

3.1. Allgemeine Überlegungen

Die Methode der Splineschätzungen schafft die Voraussetzungen, die Konzepte der klassischen Diskriminanzanalyse auf Verlaufskurven zu übertragen. Der Einfachheit halber betrachten wir nur zwei Grundgesamtheiten, die durch die Regressionsfunktionen $f_1(t)$ und $f_2(t)$ repräsentiert werden. Weiters seien für diese approximierende Splinefunktionen $S_i(t)$ bekannt. Im allgemeinen werden diese aus einer Trainingsstichprobe geschätzt sein. $\underline{y} = (y(t_1),\dots,y(t_n))'$ sei der Beobachtungsvektor einer neuen Verlaufskurve, die einer der beiden Klassen zugeordnet werden soll. Grundsätzlich kann die Diskrimination nach zwei Methoden erfolgen.

Die erste Methode ist der Vergleich der Splineschätzung $\hat{S}(t)$ für die Beobachtung mit den die Klassen repräsentierenden Splines. Um ein derartiges Vorgehen entscheidungstheoretisch rechtfertigen zu können sind allerdings die folgenden Voraussetzungen notwendig:

(i) Alle betrachteten Splinefunktionen sind auf dem selben Intervall definiert.

(ii) Alle betrachteten Splinefunktionen sind von der gleichen Ordnung und haben eine feste Knotenmenge.

Diese beiden Voraussetzungen sind notwendig, um das Problem der Inadäquatheit des Regressionsmodells zumindest approximativ in den Griff zu bekommen. Falls die Regressionsfunktionen bekannt sind (oder alle Beobachtungen zu gleichen Zeitpunkten sind) kann man auf diese Voraussetzungen verzichten (vgl. Borowiak (1983)). Sind die beiden oben genannten Voraussetzungen erfüllt, so führt die Bayes'sche Diskrimination zu linearen oder quadratischen Diskriminanzfunktionen. Diese betrachten wir im Abschnitt 3.2.

Die zweite Methode besteht darin, einen geeigneten Variablensatz zu definieren und mit diesem die Diskrimination durchzuführen. Die Variablenselektion verwendet implizit die Splineschätzer. Von besonderem Interesse ist in diesem Fall die Methode der Baumklassifikation,die im Abschnitt 3.3. besprochen wird.

3.2. Lineare und quadratische Diskriminanzfunktionen

Als erstes betrachten wir den Fall der homogenen Varianzen, d.h. für die beiden Klassen soll ein Modell der Form (2.4) gelten also

$$Y_r(t) = f_r(t) + Z(t) \qquad r=1,2 \tag{3.1}$$

Dabei ist Z ein Ornstein-Uhlenbeck Prozeß mit bekanntem ρ und σ^2. Für beide Klassen seien die approximierenden Splinefunktionen durch $S_r(t)$ definiert. Diese sollen gleiche Ordnung und gleiche Knotenmenge haben. Mit $\underline{\gamma}_r$, r=1,2 bezeichnen wir die dazugehörigen Splinekoeffizienten. Für die zu klassifizierende Verlaufskurve sei $\hat{S}(t)$ die Splineschätzung der Ordnung m mit der festen Knotenmenge und Koeffizientenvektor $\hat{\underline{\gamma}}$, der nach (2.6) definiert ist. Zu beachten ist, daß wir nur jene Koeffizienten betrachten, die zu dem allen Kurven gemeinsamen Beobachtungsintervall gehören.

In Anlehnung an das von Azen und Afifi (1972) und Browdy-Chang (1982) studierte Modell für äquidistante Daten definieren wir die folgenden beiden linearen Diskriminationsfunktionen

$$L_s = (\hat{\underline{\gamma}} - (\underline{\gamma}_1+\underline{\gamma}_2)/2)'\Sigma(\underline{\gamma}_1-\underline{\gamma}_2) \tag{3.2}$$

$$L_b = (\underline{y} - (\underline{S}_1+\underline{S}_2)/2)'D^{-1}(\underline{S}_1-\underline{S}_2) \tag{3.3}$$

Dabei ist Σ die Inverse der in (2.8) definierten Kovarianzmatrix von $\hat{\underline{\gamma}}$ und $\underline{S}_r = (S_r(t_1),\ldots,\underline{S}_r(t_n))'$. Die Zuordnung zu Klasse 1 oder 2 erfolgt je nachdem, ob die Statistik größer oder kleiner als ln(c) ist. Der Wert c wird entsprechend der Bayes'schen Diskrimination durch $c = c_{21}p_2/c_{12}p_1$ definiert (c_{ij}=Kosten der Fehlklassifikation eines Objektes aus Klasse i, p_j=Apriori-Wahrscheinlichkeiten der Klassen).

Unter den gegebenen Voraussetzungen über Z(t) sind sowohl L_s als auch L_b normalverteilte Zufallsvariable. Aus (2.8) ergibt sich für die Mittelwerte und die Varianzen

$$\begin{aligned} E(L_s) &= (E(\hat{\underline{\gamma}}) - (\underline{\gamma}_1+\underline{\gamma}_2)/2)'\Sigma(\underline{\gamma}_1-\underline{\gamma}_2) \\ Var(L_s) &= (\underline{\gamma}_1-\underline{\gamma}_2)'\Sigma(\underline{\gamma}_1+\underline{\gamma}_2) \end{aligned} \tag{3.4}$$

$$\begin{aligned} E(L_b) &= (\underline{f}_r - (\underline{S}_1+\underline{S}_2)/2)'D^{-1}(\underline{S}_1-\underline{S}_2) \\ Var(L_b) &= (\underline{S}_1-\underline{S}_2)'D^{-1}(\underline{S}_1+\underline{S}_2) \end{aligned} \tag{3.5}$$

Bei der Auswahl einer dieser beiden Regeln sind die die folgenden beiden Punkte zu beachten.

(i) Falls das Splinemodell für die Regressionsfunktionen adäquat ist, so sind beide Regeln äquivalent und entsprechen der optimalen Bayes-Regel.Die Regel $L_s$ist allerdings von der Berechnung her aufwendiger

(es müssen für L_s kleinste Quadratschätzungen bestimmt werden, für L_b reicht die Auswertung der Splines). Dieser größere Aufwand läßt sich aber rechtfertigen, wenn die Splinesfunktion selbst auf Grund einer Trainingsstichprobe bestimmt sind. In diesem Fall sind für die Regel L_s weniger Schätzungen notwendig und sie wird daher voraussichtlich genauer sein (vgl. Browdy und Chang (1982)).
Falls es sich um ein inadäquates Modell handelt, sind beide Regeln keine optimalen Bayes-Regeln, da der Modellfehler noch berücksichtigt werden muß. Um die Abweichungen von der Bayesregel darstellen zu können, definieren wir mit $\Delta_r, r=1,2$ den Approximationsfehler an den Beobachtungspunkten der zu klassifizierenden Funktion ($\Delta_r=\underline{f}_r-\underline{S}_r$).
Die zur Bayes-Regel gehörige Statistik kann dann wie folgt dargestellt werden

$$\begin{aligned} L_{opt} &= L_s + (\underline{f}_1-\underline{f}_2)'D^{-1}\underline{y} - \hat{\underline{S}}'D^{-1}(\underline{S}_1-\underline{S}_2) \\ &\quad - (\Delta_1'D^{-1}(\underline{f}_1+\underline{S}_1) + \Delta_2'D^{-1}(\underline{f}_2+\underline{S}_2))/2 \qquad (3.6) \\ &= L_b + (\Delta_1-\Delta_2)'D^{-1}\underline{y} - (\Delta_1'D^{-1}(\underline{f}_1+\underline{S}_1) + \Delta_2'D^{-1}(\underline{f}_2+\underline{S}_2))/2 \end{aligned}$$

Die unterschiedlichen Korrekturen erklären sich dabei aus den verschiedenen Mittelwerten von L_s und L_b. Vergleicht man die beiden Varianzen von L_s und L_b mit jener von L_{opt}, so ergibt sich

$$\begin{aligned} \mathrm{Var}(L_s) - \mathrm{Var}(L_{opt}) &= \mathrm{Var}(L_b) - \mathrm{Var}(L_{opt}) = \\ &(\Delta_1-\Delta_2)'D^{-1}(\underline{f}_1+\underline{S}_1-\underline{f}_2-\underline{S}_2) \qquad (3.7) \end{aligned}$$

Dieser Ausdruck ist stets positiv und man erkennt, daß der Genauigkeitsverlust wesentlich durch den Approximationsfehler bestimmt wird. Falls eine Trainingsstichprobe zur Verfügung steht, so kann man versuchen, die Korrekturterme in (3.6) zu schätzen, allerdings setzt dies große Stichprobenumfänge voraus.

(ii) Ist man an der Bestimmung von Gütemaßen für die Diskriminationsregeln interessiert (Gesamtfehlerwahrscheinlichkeit, Divergenz, etc.), so ist dies bei der Verwendung von L_s einfacher möglich. Auf Grund der Überlegungen in Abschnitt 2.2. kann man $E(\hat{\underline{Y}})$ durch $\underline{Y}_1$ bzw. $\underline{Y}_2$ ersetzen. Die Bestimmung des Gütemaßes erfolgt dann in der üblichen Art (vgl. Hand (1981), p. 132).

Die Verallgemeinerung der beiden Statistiken auf Vektoren von Verlaufskurven stellt kein wesentliches Problem dar. Es müssen nur die Kovarianzen zwischen den einzelnen Beobachtungsreihen geschätzt werden und hernach kann man wie in Browdy und Chang (1982) verfahren. Ebenso ist die Verallgemeinerung auf mehr als zwei Klassen nach den üblichen Methoden der Diskriminanzanalyse möglich (vgl. Hand (1981), p. 91).

Wenn die Varianzen bzw. die Kovarianzen der Verlaufskurven unbekannt sind, so kann man auch auf die Berechnung von D^{-1} verzichten und den folgenden intuitiv sehr plausiblen Zugang zur Bestimmung einer Diskriminationsregel wählen. Wir betrachten dazu die $(m+k)\times(m+k)$-Matrix F deren Koeffizienten f_{ij} durch

$$f_{ij} = \int_a^b B_{i,m}(t) B_{j,m}(t)\,dt \tag{3.8}$$

gegeben sind. Für die beiden die Klassen repräsentierenden Splinefunktionen $S_r(t)$, r=1,2 mit den Koeffizienten $\underline{\gamma}_1$ und $\underline{\gamma}_2$ ergibt sich dann der Abstand aus (2.9) mit

$$d^2(S_1,S_2) = (\underline{\gamma}_1-\underline{\gamma}_2)'F(\underline{\gamma}_1-\underline{\gamma}_2) \tag{3.9}$$

Es ist somit naheliegend, die folgende Statistik als Grundlage für die Diskrimination zu verwenden

$$\begin{aligned} L_f &= n(d^2(S,S_1) - d^2(S,S_2)) = \\ & n(\hat{\underline{\gamma}} - (\underline{\gamma}_1+\underline{\gamma}_2)/2)'F(\underline{\gamma}_1-\underline{\gamma}_2) \end{aligned} \tag{3.10}$$

$\hat{\underline{\gamma}}$ ist dabei die in (2.6) definierte kleinste Quadratschätzung für $\underline{\gamma}$. Die Verteilung dieser Statistik ist wieder eine Normalverteilung. Mittelwert und Varianz ergeben sich mit

$$\begin{aligned} E(L_f) &= (E(\hat{\underline{\gamma}}) - (\underline{\gamma}_1+\underline{\gamma}_2)/2)'F(\underline{\gamma}_1-\underline{\gamma}_2).n \\ Var(L_f) &= (\underline{\gamma}_1-\underline{\gamma}_2)'F(C'C)^{-1}C'DC(C'C)^{-1}F(\underline{\gamma}_1-\underline{\gamma}_2).n^2 \end{aligned} \tag{3.11}$$

Der Vorteil von L_f ist in der Praxis die einfache Berechenbarkeit (die Matrix F ist nur einmal zu bestimmen). Theoretisch läßt sich die Statistik dadurch rechtfertigen, daß für große Stichprobenumfänge $Var(L_f)$ durch die Varianz von L_s approximiert werden kann. Voraussetzung dafür ist allerdings wieder eine geeignete Wahl der Beobachtungspunkte. Die Diskrimination erfolgt mit L_f ebenso wie mit L_s. Die Verallgemeinerung für mehrere Verlaufskurven und mehrere Klassen erfolgt ebenso wie für die vorher betrachteten Statistiken.

Zum Abschluß dieses Abschnittes wollen wir noch kurz auf den Fall der Varianzinhomogenität eingehen. In diesem Fall ist die lineare Diskriminanzfunktion L_s durch die entsprechende quadratische zu ersetzen, die folgendermaßen definiert ist

$$\begin{aligned} Q_s = &-(\hat{\underline{\gamma}}-\underline{\gamma}_1)'\Sigma_1(\hat{\underline{\gamma}}-\underline{\gamma}_1)/2 + (\hat{\underline{\gamma}}-\underline{\gamma}_2)'\Sigma_2(\hat{\underline{\gamma}}-\underline{\gamma}_2)/2 \\ &+(\ln(|\Sigma_2|/|\Sigma_1|))/2 \end{aligned} \tag{3.12}$$

Σ_r, r=1,2 sind dabei wieder die Inversen der Kovarianmatrizen von $\hat{\underline{\gamma}}$.

Ebenso läßt sich eine der Diskriminanzfunktion L_b entsprechende Statistik Q_s definieren. Die Entscheidung welcher Klasse die neue Verlaufskurve zuzuordnen ist hängt wieder vom Vergleich mit der Konstanten ln(c) ab. Bezüglich der Eigenschaften von Q_s und Q_b gelten ähnliche Aussagen wie für L_s und L_b.

3.3. Diskrimination durch Variablenselektion und Entscheidungsbäume

Will man nicht nach den im vorigen Abschnitt beschriebenen Verfahren vorgehen, so besteht die Möglichkeit, die Klassen nach bestimmten Variablen zu diskriminieren. Wenn die Zeitpunkte der Beobachtungen verschieden sind, so ist zur Gewinnung von geeigneten Variablen auch in diesem Fall eine Schätzung der Regressionsfunktion notwendig. Wegen der Eigenschaft der besten linearen Vorhersage kann dafür auch das in Abschnitt 2.3. beschriebene Verfahren der glättenden Splines verwendet werden. Es ist jedoch zu beachten, daß die Regressionsfunktion jeder Klasse durch einen Spline derselben Ordnung geschätzt wird, da ansonsten die Variablenselektion der zu klassifizierenden Kurve nicht eindeutig ist. Hat man für jede Klasse eine repräsentierende Splinefunktion und eine Splineschätzung für die neue Beobachtung, so können daraus charakteristische Größen interpoliert werden. Für die Klassen sind diese Größen dann Parameter, die die Mittelwerte für die Interpolation an der Beobachtungskurve darstellen. Folgende grundsätzliche Möglichkeiten bieten sich bei einer derartigen Variablenselektion:

(i) Bestimmung von charakteristischen Werten des Verlaufs, z.B. Wert des Maximums oder des Minimums.

(ii) Werte der Verlaufskurve zu bestimmten signifikanten Zeitpunkten.

(iii) Zeitpunkte zu denen die Verlaufskurve einen bestimmten Wert hat.

Daneben gibt es noch andere Möglichkeiten, die keine Regressionsschätzung der gesamten Kurve verlangen. Dazu gehören etwa:

(iv) Stückweise Anpassung des Modells durch einfache Regressionsfunktionen.

(v) Wahl einer Regressionsfunktion und Schätzung von Transformationsparametern.

Die so erhaltenen Variablen sind im allgemeinen stark korreliert und ein entscheidungstheoretischer Ansatz mit exakten Methoden wird kaum möglich sein. Aus diesem Grund scheint die Methode der Baumklassifikation für derartige Probleme besonders geeignet zu sein. Darüber hinaus bietet das Verfahren eine übersichtliche Darstellung des Problems.

Wir wollen kurz die wesentlichsten Schritte dieser Diskriminationsmethode darstellen. Eine ausführliche Beschreibung mit theoretischen Resultaten findet man in Breiman et al. (1984).

Es sei $\underline{y} = (y_1,\ldots,y_m)'$ der Vektor jener Variablen die durch Selektion bestimmt wurden. Für die zu klassifizierende Verlaufskurve ist $\underline{y}$ ein Zufallsvektor,dessen Mittelwert durch $(y_{1,j},\ldots,y_{m,j})'$ gegeben ist (j bedeutet dabei den unbekannten Klassenindex). Die Entscheidung erfolgt durch Suche in einem Binärbaum, wobei die Vorwärtsbewegung durch Beantwortung von Fragen in den Knoten bestimmt wird. Die Fragen beziehen sich dabei auf die Eigenschaft einer Variablen ($y_i \geq c$?) oder auf Eigenschaften von Linearkombinationen von Variablen ($\Sigma\alpha_i y_i \geq c$?). Je nach der Antwort wird die Beobachtung dem linken oder rechten Zweig zugeordnet und zum nächsten Knoten weitergegangen. Jedem Endknoten des Baumes ist genau eine Klasse zugeordnet, sodaß nach endlich vielen Schritten die Entscheidung über die Klassenzugehörigkeit erfolgt.

Zum Aufbau des Baumes bedient man sich folgender Überlegungen. In jedem Knoten t sei $p(j|t)$ die bedingte Wahrscheinlichkeit der Klasse j gegeben den Knoten t. Im Wurzelknoten t_o ist $p(j|t_o)$ durch die Apriori-wahrscheinlichkeiten der Klassen p_j gegeben. Aus einer Trainingsstichprobe vom Umfang N kann dann $p(j|t)$ nach folgender Formel geschätzt werden

$$p(j|t) = p(j,t)/p(t)$$
$$p(j,t) = p(j)N_j(t)/N_j \;,\; p(t) = \sum_j p(j,t) \qquad (3.13)$$

Dabei ist N_j die Anzahl der Elemente in der Klasse j und $N_j(t)$ ist die Anzahl der Elemente aus j, die zum Knoten t gehören. Wenn der Knoten t in zwei Knoten t_l und t_r gespalten wird, so kann man den Nutzen dieser Aufspaltung für die Klassifikation bestimmen. Ein Gütemaß für die Aufspaltung ist zum Beispiel

$$\Delta(t,t_l,t_r) = p(t_l)p(t_r)\sum_j(p(j|t_l) - p(j|t_r))^2/4 \qquad (3.14)$$

Ein anderes Gütemaß das mit Hilfe einer sogenannten "Impurity-Funktion" definiert wird ist

$$\Delta(t,t_l,t_r) = i(t) - i(t_l) - i(t_r)$$
$$i(t) = \sum_{i \neq j} p(i|t)p(j|t) \qquad (3.15)$$

Die Aufspaltung der Knoten wird nun so durchgeführt, daß der durch (3.14) oder (3.15) definierte Nutzen maximal wird. Das Verfahren wird solange fortgesetzt, bis ein Abbruchkriterium erfüllt ist. Dafür eignet sich zum Beispiel $\Delta(t,t_l,t_r)<\beta$. Den Endknoten des Baumes wird nun jene Klasse zugeordnet, die die Fehlklassifikationskosten der Trainingsstichprobe minimiert.Im allgemeinen wird der so konstruierte Baum sehr umfangreich sein und zu stark die Trainingsstichprobe widergeben.Aus diesem Grund wird der Baum beschnitten und von den so erzeugten Subbäumen wird ein optimaler ausgewählt. Das Auswahlkriterium ist dabei die Fehlklassifikationsrate der Subbäume. Diese wird entweder für eine neue Trainingsstichprobe bestimmt oder aber für die ursprüngliche Stichprobe durch Kreuzvalidierung.

4. Klassifikation von Verlaufskurven

Wie bereits in der Einleitung erwähnt betrachten wir bei der Klassifikation n Vektoren $\underline{y}_1,\dots,\underline{y}_n$ von Beobachtungen an verschiedenen Verlaufskurven. Die Vektoren $\underline{y}_i = (y_i(t_1),\dots,y_i(t_{n_i}))'$ können dabei verschiedene Dimension haben und sollen zu r Klassen zusammengefaßt werden. Zentrales Problem ist dabei die Definition einer Distanzfunktion für die einzelnen Objekte. Ist diese definiert, so können die klassischen Verfahren der Clusteranalyse (Hierarchische Methoden, Optimierungsmethoden, etc.) sofort übertragen werden. Nachdem dafür eine umfangreich Literatur existiert, beschränken wir uns auf die Konstruktion von Distanzmaßen. In Analogie zur Diskrimination können wieder zwei Gruppen von Verfahren unterschieden werden.

Die erste Methode geht von der Verlaufskurve als Ganzes aus. Als Modell für diese Funktion wird hier meist der Ansatz der glättenden Splines geeigneter sein, da ja keinerlei Voraussetzungen über das zugrundeliegende Modell gemacht werden. Die Ordnung der Splinefunktionen sollte aber für alle Kurven gleich sein, da verschiedene Ordnungen bereits implizit Klasseneinteilungen bedingen würden.Als Distanzmaß für zwei Verlaufskurven $\underline{y}_1$ und $\underline{y}_2$, die durch die Splines $S_1(t)$ und $S_2(t)$ geglättet wurden bietet sich die L_p-Norm an.

$$d_p(\underline{y}_1,\underline{y}_2) = (\int_a^b |S_1(t) - S_2(t)|^p dt)^{1/p} \tag{4.1}$$

Dabei handelt es sich im Grunde um eine Pseudometrik für die Kurven selbst. Von besonderem praktischen Interesse sind der Fall p=1 od. 2. Der quadratische Abstand ist dabei leichter zu berechnen und erlaubt außerdem eine Interpretation wie in Abschnitt 2.3. Unter der zusätzlichen Annahme, daß die Beobachtungen alle zu gleichen Zeitpunkten sind, kann eine einfachere Darstellung entsprechend (3.9) gegeben werden. Ein wesentliches Problem bei der Anwendung ist nur die Wahl des Intervalls [a,b]. Da eine Interpolation der glättenden Splines über das Beobachtungsintervall hinaus problematisch ist, kann man die

Kurven auch auf andere Art extrapolieren. Eine einfache Möglichkeit ist etwa die Funktion außerhalb des beobachteten Intervalls konstant mit dem letzten Wert fortzusetzen, oder sie überhaupt mit 0 zu extrapolieren. Die Entscheidung welches Intervall man betrachtet und wie man gegebenenfalls extrapoliert sollte eher nach sachlogischen Gründen erfolgen. Um wirklich kompatible Resultate zu erhalten sollte aber das Intervall für alle Verlaufskurven einheitlich sein.Ausgehend von der mittels (4.1) definierten Distanzmatrix kann ein übliches Clusteranalyseverfahren definiert werden. Eine Verallgemeinerung für Vektoren von Verlaufskurven geschieht in üblicher Art. Man definiert die Distanz von zwei Beobachtungsvektoren $\underline{y}_i = (y_{i1}',\ldots,y_{ik}')'$, i=1,2 mit

$$d_p(\underline{y}_1,\underline{y}_2) = (\Sigma d_p(y_{1j},y_{2j})^p)^{1/p} \tag{4.2}$$

Hier ist allerdings vorausgesetzt, daß die einzelnen Komponenten alle entsprechend skaliert sind. Ist dies nicht der Fall, so muß man eine gewichtete Summe betrachten.

Bei der zweiten Methode der Klassifikation geht man ähnlich vor wie in Abschnitt 3.3. Durch Variablenselektion bestimmt man zuerst einen Satz von charakteristischen Variablen für die Verlaufskurven und wendet auf diese eine der bekannten Clusteranalyseprozeduren an. Wesentlich dabei ist jedoch eine geeignete Variablentransformation, da die einzelnen Variablen meist völlig verschiedene Größenordnungen haben.

Literatur

Agarwal,G.G. und Studden, W.J. (1980) Asymptotic Integrated Mean Square Error Using Least Squares and Bias Minimizing Splines. Ann. Statist. 8, 1307-1325.

Azen,S.P. und Afifi, A.A. (1972) Asymptotic and Small Sample Behavior of Estimated Bayes Rules for Classifying Time-Dependent Observations. Biometrics 28, 989-998.

de Boor,C. (1978) A Practical Guide to Splines. Springer, New York.

Borowiak,D. (1983) A Multiple Model Discrimination Procedure. Commun. Statist.-Theor. Meth. 12, 2911-2921.

Breiman,L., Friedman,J.H., Ohlsen,R.A., Stone,C.J. (1984) Classification and Regression Trees. Wadsworth Int., Belmont,Calif.

Browdy,B.L. und Chang,P.C. (1982) Bayes Procedures for the Classification of Multiple Polynomial Trends With Dependent Residuals. J. Amer. Statist. Ass. 77, 483-487.

Craven,P. und Wahba,C. (1979) Smoothing Noisy Data with Spline Functions. Numer. Math. 31, 377-403.

Eubank,R.L. (1984) Approximate Regression Models and Splines. Commun. Statist. - Theor. Meth. 13, 433-484.

Hand,D.J. (1981) Discrimination and Classification. J.Wiley, New York.

Humak,K.M.S. (1983) Statistische Methoden der Modellbildung. Akademieverlag,Berlin.

Kitagawa,G. (1984) State Space Modelling of Nonstationary Time Series and Smoothing of Unequally Spaced Data. In: Time Series Analysis of Irregularly Observed Data, p.189-209. Springer Lect. Notes Statist. 25.

Reinsch,C.H. (1967) Smoothing by Spline Functions. Numer.Math.10, 177-183.

Wecker,W.E. und Ansley,C.F. (1983) The Signal Extraction Approach to Nonlinear Regression and Spline Smoothing. J.Amer. Statist. Ass. 78, 81-89.

Programme zu Berechnung von Splinefunktionen

IMSL Für kubische Splines mit festen Knoten: Programm ICSFKU
Für kubische glättende Splines: ICSSCV, ICSSCU
Für kubische Splines mit variablen Knoten: ICSVKU

SPASP- Statistical Package for the Analysis of Stochastic Processes. Prozedur Splines für Splines mit festen oder variablen Knoten der Ordnung 2-6. (Dokumentation beim Autor erhältlich)

Anhang

In einer sportmedizinischen Untersuchung sollte das unterschiedliche Verhalten von Personen bei Dauerleistung untersucht werden. Dazu wurden 50 Sportstudenten (26 Männer, 24 Frauen) mit unterschiedlichen Trainingsprogrammen (Dauerleistung, kurzfristige Spitzenleistung) einem Belastungstest unterzogen. Dabei wurde alle drei Minuten die Belastung um 0.5 Watt je kg Körpermasse gesteigert bis zur völligen Erschöpfung. Während des Tests wurden alle drei Minuten acht verschiedene Leistungsparameter bestimmt, die sich auf Atmung, Herztätigkeit und Lactat bezogen. In der Erholungsphase wurden diese Parameter ebenfalls bestimmt und zwar in den Zeitabständen von 1,2,2,5,5 Minuten. Nachdem die Leistungsdauer zwischen 15 und 30 Minuten schwankte, ergaben sich für jede Versuchsperson acht Verlaufskurven. Die Länge der Kurven und die Beobachtungszeiten waren von Person zu Person verschieden (30-45 Minuten, 11-16 Meßpunkte).

Beispiel 1 Lineare Diskriminanzanalyse

Auf Grund der Beobachtungen der Lactatkurve soll zwischen den beiden Gruppen 'Männer' und 'Frauen' diskriminiert werden. Zu diesem Zweck wurden zuerst für beide Klassen repräsentierende Splinefunktionen vierter Ordnung mit gleicher Knotenmenge im Intervall [0,40] bestimmt. Dabei wurde die Methode von de Boor (1978), p.180 zur Bestimmung von optimalen Knoten angewandt. Es ergaben sich 8 Knoten und die folgende Darstellung der Kurven

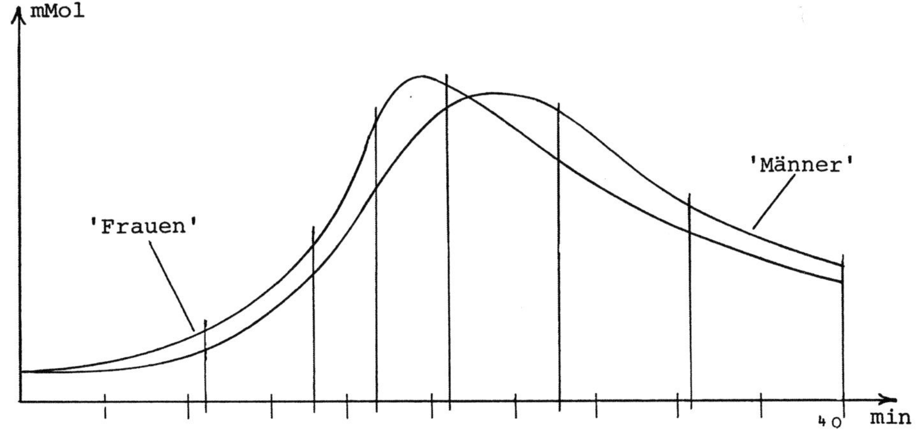

Da die Kovarianzmatrix nicht geschätzt wurde wurde die Diskrimination mit L_f (vgl. (3.10)) durchgeführt. Für die Trainingsstichprobe ergab sich eine Fehlklassifikationrate von 0.14 (7 Personen).

Beispiel 2. Diskrimination mit Entscheidungsbaum

Um die gleiche Fragestellung wie in Bsp. 1 zu beantworten wurden die folgenden 6 Variablen aus den Verlaufskurven bestimmt: Wert und Zeitpunkt des Maximums (L_{max}, T_{max}), Zeitpunkte, für die die Lactatkurve die Werte 2 und 4 annimmt (T_2, T_4), lineare Regressionsparameter für den Logarithmus der Lacttatkurve im ansteigenden Teil (a, b). Mit Ausnahme der letzten beiden Parameter wurden alle aus den Splineapproximationen dritter Ordnung (glättende Splines) bestimmt. Hernach wurde ein Entscheidungsbaum nach dem Aufspaltungskriterium (3.14) konstruiert. Der so erhaltene Baum ergab eine Fehlklassifikationsrate von 0.06 (3 Personen).

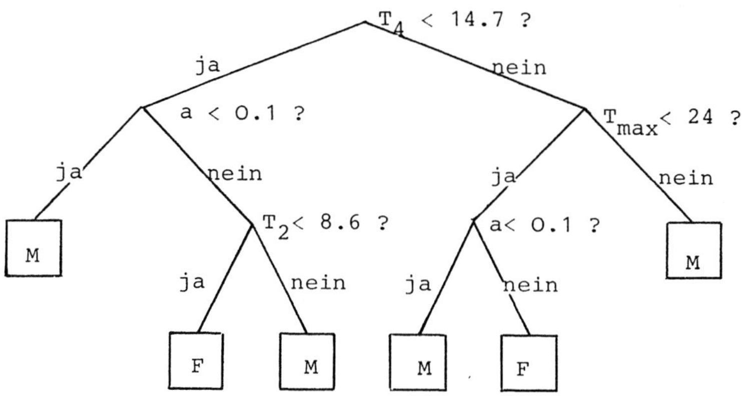

Beispiel 3. Klassifikation

Auf Grund der Beobachtung der Sauerstoffaufnahme während des Tests sollte eine Klasseneinteilung bestimmt werden. Hierzu wurden die glättenden Splines dritter Ordnung bestimmt. Als Abstand wurde der quadratische Abstand (vgl. (4.1),p=2) gewählt. Die Extrapolation der Kurven auf das Intervall [0,40] erfolgte linear von der letzten Beobachtung, wobei der Endpunkt als arithmetisches Mittel von erster und letzter Beobachtung gewählt wurde. Als Clustermethode wurde hierarchisches Clustering (complete Linkage) gewählt. Das sich ergebende Dendrogramm läßt klar zwei Gruppen von Männern und eine Gruppe von Frauen erkennen.

<u>Dendogramm</u>

(Hierarchisches Clustering, Complete Linkage)

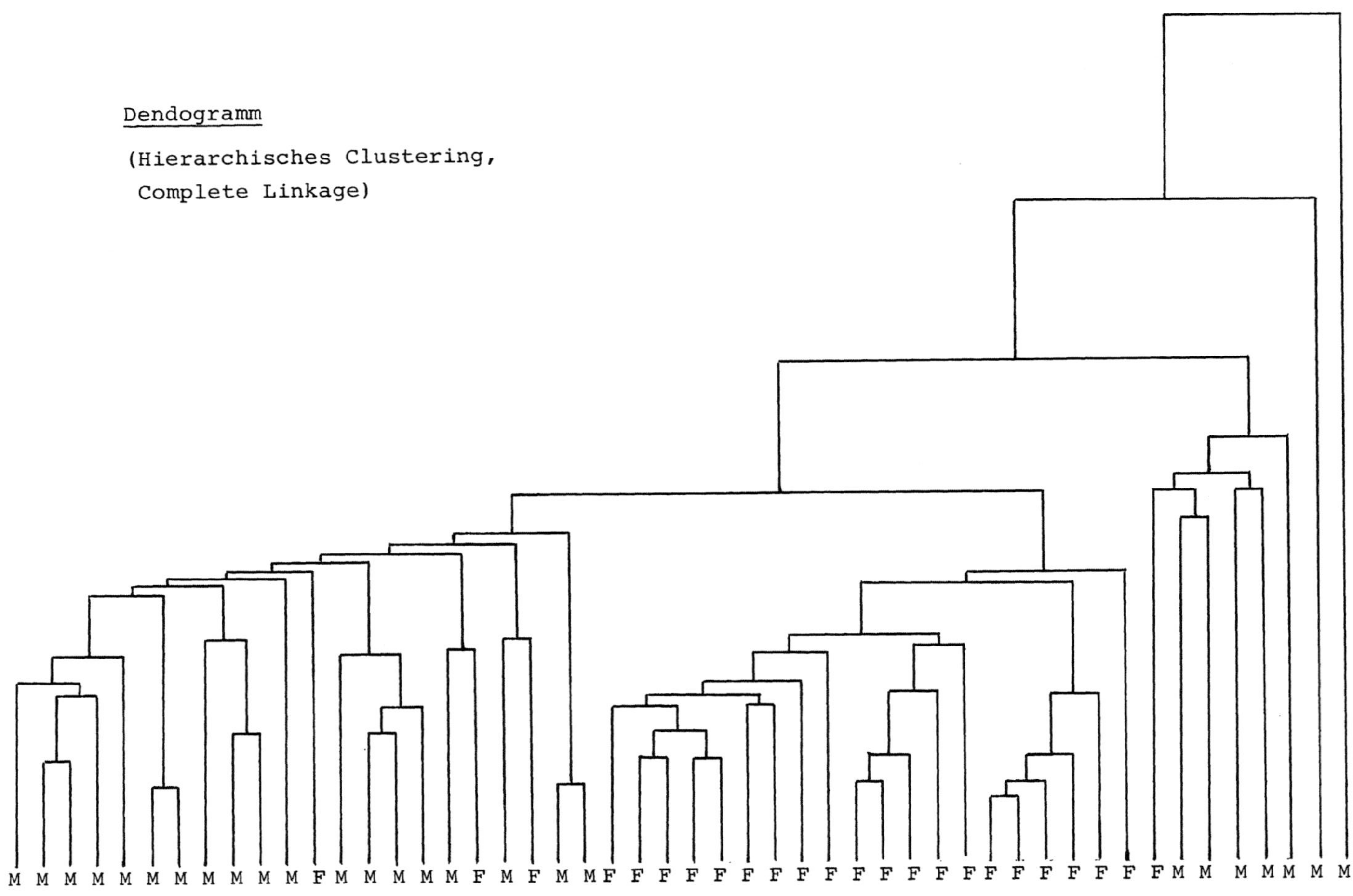

SACHVERZEICHNIS

Band 34: C. E. M. Dietrich, P. Walleitner, Warteschlangen-Theorie und Gesundheitswesen. VIII, 96 Seiten. 1982.

Band 35: H.-J. Seelos, Prinzipien des Projektmanagements im Gesundheitswesen. V, 143 Seiten. 1982.

Band 36: C. O. Köhler, Ziele, Aufgaben, Realisation eines Krankenhausinformationssystems. II, (1-8), 216 Seiten. 1982.

Band 37: Bernd Page, Methoden der Modellbildung in der Gesundheitssystemforschung. X, 378 Seiten. 1982.

Band 38: Arztgeheimnis – Datenbanken – Datenschutz. Arbeitstagung, Bad Homburg, 1982. Herausgegeben von P. L. Reichertz und W. Kilian. VIII, 224 Seiten. 1982.

Band 39: Ausbildung in der Medizinischen Informatik. Proceedings, 1982. Herausgegeben von P. L. Reichertz und P. Koeppe. VIII, 248 Seiten. 1982.

Band 40: Methoden der Statistik und Informatik in Epidemiologie und Diagnostik. Proceedings, 1982. Herausgegeben von J. Berger und K. H. Höhne. XI, 451 Seiten. 1983.

Band 41: G. Heinrich, Bildverarbeitung von Computer-Tomogrammen zur Unterstützung der neuroradiologischen Diagnostik. VIII, 203 Seiten. 1983.

Band 42: K. Boehnke, Der Einfluß verschiedener Stichprobencharakteristika auf die Effizienz der parametrischen und nichtparametrischen Varianzanalyse. II, 6, 173 Seiten. 1983.

Band 43: W. Rehpenning, Multivariate Datenbeurteilung. IX, 89 Seiten. 1983.

Band 44: B. Camphausen, Auswirkungen demographischer Prozesse auf die Berufe und die Kosten im Gesundheitswesen. XII, 292 Seiten. 1983.

Band 45: W. Lordieck, P. L. Reichertz, Die EDV in den Krankenhäusern der Bundesrepublik Deutschland. XV, 190 Seiten. 1983.

Band 46: K. Heidenberger, Strategische Analyse der sekundären Hypertonieprävention. VII, 274 Seiten. 1983.

Band 47: H.-J. Seelos, Computerunterstützte Screeninganamnese. IX, 221 Seiten. 1983.

Band 48: H.-E. Wichmann, Regulationsmodelle und ihre Anwendung auf die Blutbildung. XVIII, 303 Seiten. 1984.

Band 49: D. Hölzel, G. Schubert-Fritschle, Ch. Thieme, Klinikübergreifende Tumorverlaufsdokumentation. XI, 269 Seiten. 1984.

Band 50: Der Beitrag der Informationsverarbeitung zum Fortschritt der Medizin. 28. Jahrestagung der GMDS, Heidelberg, September 1983. Herausgegeben von C. O. Köhler, P. Tautu und G. Wagner. XI, 668 Seiten. 1984.

Band 51: L. Gutjahr, G. Ferber, Neurographische Normalwerte. XI, 322 Seiten. 1984.

Band 52: Systemanalyse biologischer Prozesse, 1. Ebernburger Gespräch. Herausgegeben von D. P. F. Möller. IX, 226 Seiten. 1984.

Band 53: W. Köpcke, Zwischenauswertungen und vorzeitiger Abbruch von Therapiestudien. V, 197 Seiten. 1984.

Band 54: W. Grothe, Ein Informationssystem für die Geburtshilfe. VIII, 240 Seiten. 1984.

Band 55: K. Vanselow, D. Proppe, Grundlagen der quantitativen Röntgen-Bildauswertung. VII, 280 Seiten. 1984.

Band 56: Strukturen und Prozesse – Neue Ansätze in der Biometrie. Proceedings, 1982. Herausgegeben von R. Repges und Th. Tolxdorff. V, 138 Seiten. 1984.

Band 57: H. Ackermann, Mehrdimensionale nichtparametrische Normbereiche. VI, 128 Seiten. 1984.

Band 58: Krankendaten, Krankheitsregister, Datenschutz. 29. Jahrestagung der GMDS, Frankfurt, Oktober 1984. Herausgegeben von K. Abt, W. Giere und B. Leiber. VI, 566 Seiten. 1985.

Band 59: WAMIS Wiener Allgemeines Medizinisches Informations-System. Herausgegeben von G. Grabner. X, 367 Seiten. 1985.

Band 60: Neuere Verfahren der nichtparametrischen Statistik. Proceedings, 1985. Herausgegeben von G. Ch. Pflug. V, 129 Seiten. 1985.